新しい美容鍼灸

美痩鍼

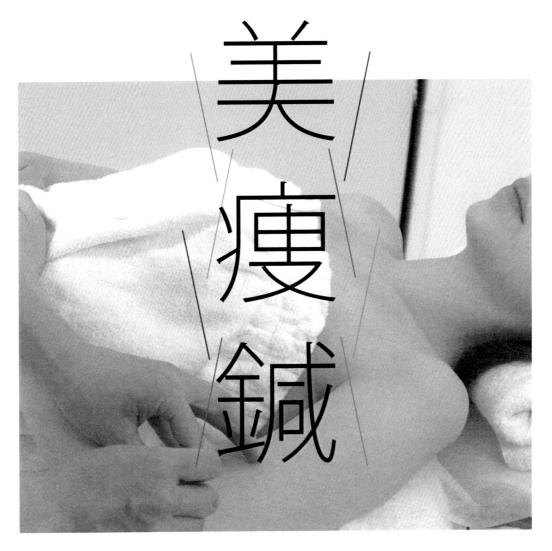

折橋 梢恵　光永 裕之　著

ユイビ書房

まえがき

　美容鍼灸をもっと世の中に広めたい。

　そう考えるようになってから、少しずつ資料をまとめ、最初に原稿として書き上げたのが 2010 年です。この原稿をフレグランスジャーナル社へ持ち込み、色々ご指導を頂きながら 2011 年 5 月に、処女作となる新しい美容鍼灸「美身鍼」を出版しました。

　初めて出版した時の高揚感は今でも忘れていません。自分達の技術を世の中に出すという夢を一つ叶えることが出来たからです。そしてその瞬間にまた新たな夢が誕生していました。それは「新しい美容鍼灸」をテーマに折橋式美容鍼灸を書籍としてシリーズ化していくことで、総合美容鍼灸を提唱していくという夢です。そして翌年の 2011 年に 2 冊目となる新しい美容鍼灸「美髪鍼」を出版したことで、新たなスタートを切ることになりました。

　それから更に 4 年の月日が経ち、この度、新たに痩身のための美容鍼灸「美痩鍼」を出版する運びとなりました。本書は、七つの折橋式美容鍼灸の一つであり、エステティックサロンでも特に人気のある痩身の施術に相当する技術書になります。そしてこの技術は美容鍼灸が決して美顔のための技術だけではないことを示唆し、新たな概念と可能性を鍼灸業界に提案する内容となっています。

　美容鍼灸では、美容を目的とした施術であっても、鍼灸師が行う業である以上、医療人としての知識や技術が必要だと考えています。また美容の施術であるからこそ、一般の方がサロンや治療院に求める美容の知識や接客マナー、サービスなどに対しても精通していくことが求められていると感じています。

　このような想いから、本書では、鍼灸治療、エステティック、痩身トリートメント、ダイエットカウンセリングの四つの要素をまとめ、痩身やダイエットに対してどのように捉えて施術をしていくかをご紹介しています。美容鍼灸は、一般の方々に鍼灸を身近に感じて頂く役割を果たしていると思いますが、まだまだこれから発展を遂げなければならない分野だと考えています。

　本書が、美容鍼灸に関わる全ての人にとって、これからの美容鍼灸の在り方を考える一つの懸け橋になることを願っております。

目 次

まえがき　iii

第 1 章 新しい美容鍼灸

1. 美容鍼灸のはじまり ・・・・・・・・・・・・・・・・・・・・・・・・・・・・・・ 1
2. いままでの美容鍼灸 ・・・・・・・・・・・・・・・・・・・・・・・・・・・・・ 2
3. これからの美容鍼灸 ・・・・・・・・・・・・・・・・・・・・・・・・・・・・・ 3
4. 美容鍼灸の役割 ・・・・・・・・・・・・・・・・・・・・・・・・・・・・・・・・・ 4
5. 折橋式美容鍼灸の原点 ・・・・・・・・・・・・・・・・・・・・・・・・・・ 5
6. 総合美容鍼灸に至るまで ・・・・・・・・・・・・・・・・・・・・・・・・ 6
7. 美しく痩せるための鍼灸 ・・・・・・・・・・・・・・・・・・・・・・・ 7
8. あたらしい美容鍼灸「美痩鍼」・・・・・・・・・・・・・・・・・・ 8

第 2 章 肥満とダイエット

1. 肥満の知識 ・・・・・・・・・・・・・・・・・・・・・・・・・・・・・・・・・・・・・ 10
2. ダイエットの知識 ・・・・・・・・・・・・・・・・・・・・・・・・・・・・・・ 14

第 3 章 美痩鍼とダイエットカウンセリング

1. 施術前のカウンセリング ・・・・・・・・・・・・・・・・・・・・・・・ 18
2. 体重や身体の計測方法 ・・・・・・・・・・・・・・・・・・・・・・・・・ 20
3. カウンセリング時の目標設定 ・・・・・・・・・・・・・・・・・・ 24

第 4 章 美痩鍼と肥満の捉え方

1. 肥満 ・・ 28
2. 基礎代謝低下 ・・・・・・・・・・・・・・・・・・・・・・・・・・・・・・・・・ 33
3. 便秘 ・・ 40
4. 浮腫（むくみ）・・・・・・・・・・・・・・・・・・・・・・・・・・・・・・・・ 49

第 5 章 美痩鍼のための鍼灸基礎知識

1. 美痩鍼で用いる鍼 ・・・・・・・・・・・・・・・・・・・・・・・・・・・・・ 56
2. 体幹部の刺鍼法 ・・・・・・・・・・・・・・・・・・・・・・・・・・・・・・・ 57
3. 美痩鍼で用いる灸 ・・・・・・・・・・・・・・・・・・・・・・・・・・・・・ 58
4. 美容鍼灸で使用する経穴 ・・・・・・・・・・・・・・・・・・・・・・ 59
　　①美腕のための鍼「上肢の経穴」 **60**
　　②美腕のための鍼「デコルテの経穴」 **63**
　　③美腕のための鍼「肩背部の経穴」 **66**
　　④美腰のための鍼「腹部の経穴」 **70**
　　⑤美腰のための鍼「腰部の経穴」 **73**

⑥美脚のための鍼「下腿前面の経穴」 **75**
⑦美脚のための鍼「下腿後面の経穴」 **78**

第 6 章 美痩鍼のための痩身トリートメント

1. 痩身トリートメントの目的と効果 ・・・・・・・・・・・・・・・・・・・・・・・・・・・・・・・・・ **82**
2. 痩身トリートメントの基本手技 ・・・・・・・・・・・・・・・・・・・・・・・・・・・・・・・・・・ **83**
3. 美腕のための痩身トリートメント ・・・・・・・・・・・・・・・・・・・・・・・・・・・・・・・ **84**
    1. 上肢の痩身トリートメントの手順 **85**
    2. デコルテの痩身トリートメントの手順 **91**
    3. 肩背部の痩身トリートメントの手順 **96**
4. 美腰のための痩身トリートメント ・・・・・・・・・・・・・・・・・・・・・・・・・・・・・・・ **102**
    1. 腹部の痩身トリートメントの手順 **103**
    2. 腰背部の痩身トリートメントの手順 **112**
5. 美脚のための痩身トリートメント ・・・・・・・・・・・・・・・・・・・・・・・・・・・・・・・ **121**
    1. 下肢前面の痩身トリートメントの手順 **121**
    2. 下肢後面の痩身トリートメントの手順 **128**

第 7 章 美痩鍼のための解剖学

1. 筋系 ・・ **136**
2. 血管系 ・・・ **145**
3. リンパ系 ・・・ **148**

第 8 章 美痩鍼のアフターカウンセリング

1. 食事のアドバイス ・・・ **152**
2. ダイエットにお勧めの栄養素 ・・・・・・・・・・・・・・・・・・・・・・・・・・・・・・・・・ **154**
3. 運動のアドバイス ・・・ **156**

索　　引 **162**
参考文献 **164**
あとがき **167**

第1章 新しい美容鍼灸

　新しい美容鍼灸「美痩鍼」は、折橋式総合美容鍼灸の中で美顔のための美身鍼、美髪のための美髪鍼に引き続き三つ目の技術となります。一般的に美容鍼灸と言えば、美顔を目的とした技術をイメージする方が多いと思いますが、折橋式美容鍼灸では、お客様の様々な美と健康のニーズに対応できる総合美容鍼灸を目指しています。この書籍では初学者でも理解しやすいように、なるべく中医学の考え方や治療方針などの仕組みについて、わかりやすく説明をするように心掛けています。

1. 美容鍼灸のはじまり

　はじめに、美容鍼灸を学ぶ人たちのために、日本における美容鍼灸の成り立ちと、これから求められる美容鍼灸についてお話をしたいと思います。日本で美容鍼灸が注目されはじめたのは 2006 年頃だと言われています。鍼灸の長い歴史の中では、たったの 10 年程度の月日しか経っておらず、美容鍼灸がまだまだ新しい分野だと言われるのがわかるかと思います。日本で美容鍼灸がブームとして注目を浴びるようになったのは、アメリカのハリウッドでセレブや有名女優たちが美容鍼灸を話題にしていたことがきっかけだと言われています。調べてみると、それ以前からも美容を目的とした鍼灸は、古典や論文の中にわずかですが記載はあるようです。

　しかし、当時は「美容鍼灸」という明確なスタイルは確立されておらず、海外の鍼灸大学に留学している知人や、インターネットに詳しい友人にも協力をお願いし、世界の美容鍼灸事情についても調べたことはありますが、有益な情報を得ることは、できませんでした。いくつか調べた論文の中には顔面神経麻痺の治療を行った結果、その副次的効果として、美容に効果があることなどは発見されていましたが、元々美容を目的とし、鍼灸を行っているものではありませんでした。そのためアメリカのハリウッドで起こった美容鍼灸のブームが、日本における美容鍼灸のきっかけであると思われます。そして、この情報をいち早くキャッチして取り組んだ日本の鍼灸師たちが日本における美容鍼灸の先駆者だと言えます。私の恩師であるセラ治療院院長の（故）町田久先生もその先駆者の一人です。町田久先生は、鍼灸師でありながらアロマテラピーや分子栄養学の専門家としても活躍さ

れていた先生で、海外でも積極的に活動され、執筆活動や取材などにも数多く取り組まれていました。

そんなある日、当時日本でも数少ない美容クリニックを経営され、最新の美容医療を取り入れていた松倉クリニック院長、松倉先生から「鍼とレーザーを組み合わせたたるみ治療を論文で見つけたので、美容での鍼治療の活用に興味を持ったのですが、鍼だけで何かできませんか？」とご依頼があり、美容鍼灸の技術開発に着手したそうです。当時、日本では「美容鍼灸」という言葉を知っている人はほとんどいなかったと言われています。町田先生の美容鍼灸は、顔面神経麻痺での鍼灸治療を応用し、分子栄養学の理論に基づいて考案されたビタミンオイルを使用したトリートメントを加えた「ビタミンアキュパンチャー」という独自の技術でした。このビタミンアキュパンチャーは、折橋式美容鍼灸「美身鍼」の原型になります。このビタミンアキュパンチャーを松倉クリニックのエステティックサロン「スタイルM」でお客様に提供しはじめたのが 2005 年頃と聞いています。まさに日本の美容鍼灸の先駆けであったと言えます。

また日本で最初にアメリカから美容鍼灸の講師を招き、セミナーを行ったのが、東京の大森にある東京衛生学園専門学校です。この学校は私の母校でもあります。この講演では、アメリカの美容鍼灸事情や法令線に対する施術を披露されたようですが、顔面部に対する局所的なアプローチが中心だったようです。

2006 年 8 月には、医道の日本が臨時増刊として美容鍼灸の特集を組みました。この医道の日本の臨時増刊で表紙を飾っているのが、町田先生のビタミンアキュパンチャーです。当時は情報が少なかったため、セミナーや雑誌の特集などによって美容鍼灸は少しずつ日本の鍼灸師の中に広がっていきました。このように日本の美容鍼灸は始まったと言えます。

2　いままでの美容鍼灸

日本における美容鍼灸の歴史は、まだ 10 年程度の月日しか経っていませんが、メディアによる追い風と多くの鍼灸師たちの試行錯誤によって、様々な広がりを見せていきました。その結果、今まで鍼灸治療に興味を持っていなかった主婦層やキャリアウーマンなどが美容鍼灸を求めて鍼灸院に来院するようになりました。この時期は、施術を行える鍼灸師の数が少なかったため、美容鍼灸を行っている治療院では予約が数か月待ちになることも少なくなかったようです。そしてその現状に対して新しい顧客層の獲得のために美容鍼灸を取り入れる鍼灸師が増えていきました。しかし、その一方で、安易に美容鍼灸を取り入れる鍼灸師が急激に増加することで多くの弊害も生まれたと言えます。美容鍼灸では、顔面部に鍼を打つことが多いのですが、顔面部には目や鼻、口などの感覚器官があるため、凹凸の部分も多く刺鍼には熟練した技術が必要になります。また顔面部の皮膚は薄く、毛細血管も豊富なため、内出血のリスクも高いと言えます。そして、何の知識もなく顔にた

だ鍼を打つだけの施術ではしっかりとした効果を出すことも難しいと言えます。このように美容鍼灸の施術を行う鍼灸師が増える一方で、お客様のニーズに対してしっかりとした効果を上げることができず、内出血や異感覚などのトラブルを起こすことで問題として取り上げられることがたくさんありました。今までの美容鍼灸は、多くの可能性を秘めながら、同時に様々な課題も浮き彫りにしてきたと思います。そのため、これまでの美容鍼灸は、施術者の「量」が増え続けてきた時期だと言えます。

3.　これからの美容鍼灸

　今後、美容鍼灸は鍼灸業界の一分野として確立されていくと考えていますが、しかし、それまでに取り組まなければならない様々な課題もあると思われます。そしてこれからの10年は施術者の「量」ではなく、技術の「質」が求められる時期になると考えています。今までの状況とは異なり、美容鍼灸を行う鍼灸院やサロンは大幅に増えました。今後はお客様自身が技術や内容を比較し、吟味するようになります。特に、この10年の間でwebサイトの発展は目覚ましくホームページや口コミなどで簡単に情報を集められる時代になりました。そのため、鍼灸師にも数多くある鍼灸院の中からお客様に選んで頂ける提案が重要になると思います。

　美容鍼灸の「質」を上げるために実際に取り組まなければならないことはたくさんありますが、まずクレームやトラブルになりやすい内出血や異感覚などのリスク管理を徹底することが大切です。折角、鍼灸院に来院してもらっても痛みを伴う施術や大きな内出血を経験されたお客様は、再び来院したいとは思いません。それは鍼灸業界全体の損失であると思います。そのため、痛みの少ない刺鍼技術や、内出血を起こさないための知識、また内出血などを起こしてしまった場合の対処法を身に付けることが必要不可欠だと言えます。

　また美容鍼灸が美容を目的とした施術である以上、エステティックサロンなど美容の施術やサービスを中心としているサロンと比較されても、遜色ない接客の質やサービスを提供できる必要があると思います。美容を目的とした施術を行う場合は、鍼灸治療ができなくても良いと考える鍼灸師もいるようですが、鍼灸師が提案する技術である以上、様々な身体の疾病や不調の改善ができる知識や技術も当然必要となります。健康に基づく美の提供、それが美容鍼灸の最大の強みであり、他の美容技術と差別化する上で大きなポイントになるからです。このように美容鍼灸を行う上で、大切なことは、リスク管理、美容の知識、美容のための健康に基づく鍼灸治療を身に付けることだと考えています。最近になって、やっとリスク管理や全身調整に対して、重要視する声も高まり、美容鍼灸のセミナーの中でもこのような内容が取り上げられる機会が増えてきましたが、業界全体に行き届いた教育がなされるようになるまでにはもう少し時間はかかりそうです。その上で、これからは、「健康」「美容」「医療」の三つの分野を視野に入れ、お客様の悩みに合わせて対応

できる柔軟な考え方を持った美容鍼灸師の存在が、より重要になってくると考えています。

4. 美容鍼灸の役割

　近年、インターネットの普及により日本も情報化社会となりました。世の中には様々な情報が満ち溢れています。それに伴い物事の移り変わりはとても激しく、流行りや廃りも年々早くなっています。これは鍼灸業界においても同様で、この激しい変化に合わせて鍼灸師が置かれている環境も変化していかなければならない時期を迎えていると考えています。鍼灸業界が抱えている問題としては、鍼灸の受診率がいまだ5％ほどしかない状況であり、全体的に鍼灸の需要が少ないことが挙げられます。その原因はいくつかあると思いますが、その中でも鍼灸は、身体に良さそうというイメージがある一方で、痛そう、怖いという鍼治療に対する不安感が強いこと。また治療院の雰囲気が暗い、敷居が高そう、どんな人が施術を行うのかわからないなど治療院に対するマイナスのイメージを払拭できずにいることなどが挙げられます。実際に、民間資格である「整体」「リラクセーション」などの施術の方が敷居も低く、鍼灸治療よりも気軽に通えて、気持ちが良いと感じている方も多いのが現状です。

　一昔前の鍼灸師は、三年間の学業生活を経て、丁稚奉公的な修行を行い、実力を身に付けることで、それなりに生計を立てることができたと言われています。しかし、十数年前に鍼灸学校の設立に対する規制緩和が起こり、当時20校程度しかなかった学校があっという間に増え続け、今では100校近くの鍼灸学校が存在します。当然、卒業する鍼灸師の数も大幅に増え、色々なところで、鍼灸院の看板を見かけるようになりました。このような傾向は、同じ師業である美容師などにもみられますが、少ない鍼灸市場に今後も鍼灸師が増え続けることでやがて飽和状態となり、生計を立てていくことがより難しい時代へと突入することは目に見えています。また現在は、無資格者が癒しやリラクセーションを掲げて自由に開業する時代となり、リラクセーション産業に参入する大手企業によって、鍼灸師が持つ開業権のメリットもなくなりつつあります。つまり、ただ資格を取得しただけでは食べていけない時代となったのです。そのため鍼灸師には、今の時代に合わせて柔軟に適応し、これからの時代に求められる存在を目指すことが必要だと感じています。その取り組みについては、色々な考え方やアプローチの方法があると思いますが、美容鍼灸も、これからの時代にとってその役割を果たすことができる一つの手段だと感じています。美容は女性の永遠のテーマです。鍼灸治療には興味がなくても、美容に効果があるなら少しくらい不安があっても、受けてみようと思う人は多いようです。その上で、痛みをほとんど感じることがない鍼の技術で美容に効果のある施術を提案することができれば、多くの女性が持つ鍼灸に対する意識を変えることができると考えています。また美容鍼灸を行うためには、鍼師、灸師の国家資格が必要です。そのためこの分野には、無資格者が参入

することができません。逆に、鍼灸師は鍼灸治療に加えて美容やリラクセーションを導入することができます。これは自分たちの職域を守りつつ、他の産業に参入することができるということです。つまり、健康に基づく美容鍼灸は、これからの鍼灸師にとって大きなメリットであり、可能性を秘めているということが言えると思います。

5. 折橋式美容鍼灸の原点

　ここからは、折橋式美容鍼灸について紹介をしたいと思います。一般的に美容鍼灸と呼ばれている施術のほとんどは、美顔を目的とした施術と言えます。折橋式美容鍼灸では「美身鍼」が美顔に対する技術になります。美顔を目的とした鍼灸にあえて「顔」ではなく「身」という文字を使った理由は、美顔が目的であっても、ただ顔に鍼を打つのではなく「心身」や「身体」の状態を全体的に整えることが重要であるという思いがあったからです。この全身的な施術を取り入れた技術が折橋式美容鍼灸の原点となっています。私が美容鍼灸に興味を持ち、試行錯誤しながら施術を始めたのは 2006 年頃になります。先にも述べましたが、この頃、美容鍼灸を行っている鍼灸師は数えるくらいしかおらず、今のように美容鍼灸のセミナーや書籍もなかったため、自分で考えて施術を行うしかありませんでした。今考えれば、到底、美容鍼灸と言える技術ではなかったと思います。そのような中、翌年 2007 年に転機が訪れます。知人の紹介によって表参道にあるセラ治療院の町田久先生と出会ったのです。町田先生が院長を務めるセラ治療院は、当時、美容鍼灸を行っている数少ない鍼灸院の一つでした。この町田先生との出会いこそが、私が美容鍼灸師としての第一歩を踏み出し、折橋式美容鍼灸が誕生するきっかけとなります。ここで少し恩師の町田先生についてご紹介をしたいと思います。町田先生は、鍼灸師でありながらアロマテラピーや分子栄養学の専門家でもありました。そのため、セラ治療院で行われる美容鍼灸は、町田先生の経験からエッセンシャルオイルとビタミンＥを配合したオイルによるトリートメントと、顔面部の鍼を組み合せたビタミンアキュパンチャーという技術です。当時は美容鍼灸自体がほとんど行われていなかったので、鍼だけでなくトリートメントを取り入れている技術は他にはなかったと思います。そして、この町田久先生が考案したビタミンアキュパンチャーが折橋式美容鍼灸の原点となっています。この技術を元に鍼灸治療については美容のための中医理論を取り入れ、美容の要素を充実させるべく、エステティックの知識や技術も取り入れました。また、ビタミンアキュパンチャーの強みであるアロマテラピーと栄養学の要素を活かすことで、バランスの取れた施術に仕上げました。そのため美身鍼は、①鍼灸治療、②エステティック、③アロマテラピー、④栄養学の四つの分野を融合して一つの技術として構成されています。さらにここから美顔以外の美容鍼灸の技術を発展させていくことになります。

6. 総合美容鍼灸に至るまで

　折橋式美容鍼灸が美顔以外の施術を目指すようになったきっかけは、セラ治療院が、美容クリニックやエステティックサロンと技術提携を行っており、そこでの経験が元になっています。当時、鍼灸院が美容クリニックやエステティックサロンと提携しているケースは珍しかったと思います。町田先生がこれらのクリニックと提携することができたのは、町田先生自身が分子栄養学の分野で高い知識を有しており、様々なクリニックや大学病院などで医師や看護師を対象に講演をしてきた実績があることや、トリートメントを取り入れた美容鍼灸の技術がエステティックサロンの目指しているものとマッチしやすかったことが挙げられると思います。この提携先の一つに高級エステティックサロン「スタイルM」がありました。スタイルMは、表参道の松倉クリニック院長、松倉先生が経営するグループのエステティックサロンです。私はセラ治療院から派遣という形で、何年にもわたり美意識の高いOLやセレブを対象に美容鍼灸の施術に携わらせて頂くことができました。実は、この美容鍼灸の施術を担当させて頂いた「スタイルM」は、美容業界では1、2を争う有名店です。今でも「スタイルM」は、数多の雑誌やメディアで紹介され、連日たくさんのお客様で賑わっています。当時は美容鍼灸だけでも、年間50件以上の取材が行われていました。このエステティックサロンには、美容鍼灸以外にも当然、様々なお客様の美容の悩みを解決するためのメニューがたくさんあります。その中には美顔のためのフェイシャルはもちろん、美肌や痩身のメニューなどもあります。このような環境の中で、お客様が美容に対して求めていることは美顔だけではないということに気が付きました。他の美容クリニックやエステティックサロン、美を提案するリラクゼーションサロンなどでも、さまざまな美容の悩みに対応するためのメニューが存在しています。例えば、アンチエイジングに関するもの、美肌、美白、シワを改善するためのボトックス注射、ヒアルロン酸注入、目元や鼻などの整形、ヒップアップ、痩身、豊胸手術やバストアップ、またヘッドトリートメントのような髪に対するメニューなどもあります。このようなことから、美容鍼灸が単に顔の悩みだけを対象とした施術で良いのか？　美容を目的とした美容鍼灸の施術にどのような可能性があるのか？　を改めて感じ、鍼灸の特性を活かして女性のあらゆる美と健康に対する可能性を模索しはじめました。そして美容鍼灸もお客様の悩みに合わせて、美顔以外の様々な悩みに対応できる美容鍼灸の技術を考案することで、鍼灸業界の一分野として美容鍼灸を発展させ、その地位を確立することができるのではないかと考えるようになりました。それから美顔のための美身鍼の他に、エステティックサロンで特に人気のあった美肌、痩身に対応する技術、また美容室と連携することで考案された美髪に対応する技術など、2008年に、美身鍼、美髪鍼、美肌鍼、美痩鍼の四つの美容鍼灸の確立を目指して技術開発に着手することになります。これらの技術については、当初から技術開発に取り組む構想があったため、折橋式美容鍼灸のファーストシリーズと考えていま

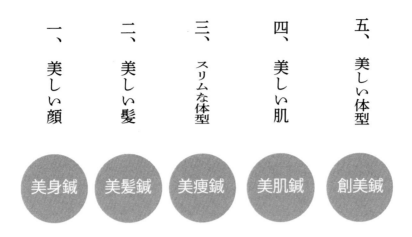

現在までの折橋式総合美容鍼灸

す。また、これに美痩鍼の構築過程で分けることにした「創美鍼」と、まだ公表していない二つの技術をセカンドシリーズとして、折橋式美容鍼灸は合わせて七つの技術として総合美容鍼灸を目指すことになります。

7. 美しく痩せるための鍼灸

　美しく痩せるための鍼灸については、エステティックサロンでの経験を基に痩身を目的とした美容鍼灸の技術として考案しました。以前は、美容鍼灸の資料や文献などはほとんど手に入れることができませんでしたが、最近は少しずつ中国からの文献や書籍を購入することができるようになりました。また日本でも肥満に対する鍼灸治療などいくつかのヒントを元に、一般的な肥満に対する概念や知識を中医学の理論に置き換えることで、技術の構築を行ってきました。美しく痩せるという目的に対して、どのような理論を元に、どのような施術を行い、どのように結果を出せばよいのか試行錯誤の連続でした。何故なら、痩せたいと考えている方の体型や体質も様々で個人差があります。例えばそんなに太っているとは思えない体型であっても少し体重が増えたために、その数キロの体重を落としたいと考える方や、過食によって平均体重よりも何十キロもオーバーしている体重を落としたい方、筋肉質で固太りの方、水分代謝が悪くて水太りの方など、「痩せる」という意味が人によって異なるからです。それらの幅広い顧客層のニーズに応えられる鍼灸を考えるには時間がかかりました。またこの技術を完成するまでの過程で一つの壁にぶつかります。当時、美痩鍼の「痩せること」という目的に疑問を持ち始めていました。その理由にはいくつかありますが、一番のきっかけは、拒食症の方の痩せたいという要望に直面した

時でした。見た目でもかなり病的に痩せてしまっているのに、更に痩せたいと訴える方を前にして、ただ単に痩せることを目的とした鍼灸が本当の意味での「美しさ」には繋がらないのではないか？ と感じてしまったからです。そこからしばらくの間とても悩み、痩せるための美容鍼を考えることが難しくなってしまい、美しいボディラインを目的としたことで、「創美鍼」の技術を考えるきっかけになります。しかし日々、痩せる鍼灸に対する要望も多く、エステティック業界では美顔と同様、痩身の施術も大変人気があるため、美容鍼灸を一つの分野として確立するには、やはり、痩せるための鍼灸も確立するべきだと考えるようになりました。

　そして今回、折橋式美容鍼灸の一つの技術としてご紹介できるまでになりました。つまり美痩鍼は、折橋式美容鍼灸の中でも特に確立が難しく、その分思い入れが強い技術になったと言えます。

8.　あたらしい美容鍼灸「美痩鍼」

　今回、紹介するあたらしい美容鍼灸「美痩鍼」は、折橋式美容鍼灸の技術の一つであり、お客様が健康的に美しく痩せるための鍼灸の技術を指します。近年、ダイエットや痩身に関する書籍やグッズは、大変人気があり、連日山のように紹介されています。またエステティックサロンや美容関係のサロンで、最も人気があるのも痩身のメニューです。実際に、美しいと言われている芸能人やモデルなどは、理想のボディをキープするために太らないように様々な努力をしています。痩せているということはそれだけ「美」と関係が深く、老若男女を問わず関心の高い分野だと言えます。また健康面においても、太っている、つまり肥満の状態は、生活習慣病の原因となり、様々な疾病を引き起こすリスクファクターとして考えられています。鍼灸治療は、元々身体の不調となる原因を改善するために、様々なバランスを整え、新陳代謝を高める効果があるため、体内のエネルギーを効率よく消費し、脂肪を燃焼しやすい身体作りにも期待ができると考えています。つまり美容鍼灸は、美容と医療の双方の立場から健康に基づく痩身のアプローチを行うことで、美しさだけでなく生活習慣病の予防や改善に対しても十分対応できる技術だと言えます。ここで大切なことは、健康的に痩せるということです。一般的に無理な減量やダイエットは、健康を損なう可能性が高いと考えられます。例えば、極端に食事を減らし、サプリメントなどに頼りすぎることは、短い期間で考えると問題がないように感じるかもしれませんが、人生という長い期間で考えると、身体に及ぼす弊害は少ないとは言えません。特に急激な体重の変化は、ホルモンバランスや血圧などにも影響があり、また体重や体脂肪率などもリバウンドしやすくなります。そのため、美容鍼灸師としての役割は、お客様自身が無理なく健康的に美しい身体を手に入れるための長期的なサポートを行うことだと考えています。

　折橋式美容鍼灸は、鍼灸の技術に他分野の要素を組み合わせることで、今までにない

相乗効果が期待できることが特徴の一つです。

　そのため「美痩鍼」では、①鍼灸治療、②エステティック、③痩身ボディトリートメント、④ダイエットカウセリングの四つの分野を融合して一つの技術としています。鍼灸治療については美容のための中医理論を取り入れ、全身治療として肥満に対する鍼灸治療を行います。また代謝を良くするために灸療法にもスポットを当てています。エステティックについては美容業界への参入を考え知識や技術などを取り入れています。痩身ボディトリートメントについては、恩師の町田先生が考案したビタミンマッサージの技術にリンパドレナージュの理論を組み合わせています。ダイエットカウンセリングでは、ダイエットの基礎や運動、栄養学などの指導を含め、お客様が安心して施術を継続して頂けるための知識をまとめています。また特にお客様が痩せたいと感じる身体の部分として、上肢からデコルテの範囲を「美腕」、お腹や腰などの体幹部を「美腰」、下肢からお尻の範囲を「美脚」と、三つに分けて紹介をしていきます。

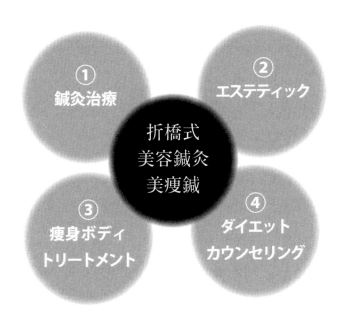

第2章 肥満とダイエット

　折橋式美容鍼灸「美痩鍼」では主に痩身を目的に施術を行います。そのため対象となる肥満について知っておかなければなりません。肥満とはどのような状態なのか？　どのように脂肪は身体に蓄積され体重や身体のサイズアップが起こるのか？　また標準体重の基準や肥満の種類や体型、これらの評価方法なども含め一般的なダイエットに関する知識も必要となります。ここでは肥満とダイエットに関する基礎知識についてご紹介をしたいと思います。

1. 肥満の知識

1）　肥満とは

　肥満は、一般的に正常な状態に比べて体重が多いことを言います。医学的には体脂肪が一定以上に多く過剰に蓄積した状態のことを指します。人の体は、糖質、たんぱく質、ミネラルなど様々な物質から構成されていますが、その中でも脂質の割合が多くなることで「肥満」となります。人に必要な栄養素は、45 〜 50 種類ほどあると言われ、その中でも炭水化物、たんぱく質、脂質は三大栄養素と言われ生命を維持するのに重要な物質とされています。脂肪もエネルギー源として生命の維持に欠かせない物質ですが、近年摂りすぎによって生活習慣病の引き金となることが問題となっています。厚生労働省の「国民健康・栄養調査結果の概要」によると平成 25 年度の日本国民の肥満の割合は、男性が 28.6％、女性が 20.3％となっており、日本人の約 2300 万人が肥満とされています。特に男性の肥満者は 1982 年の調査時に比べて 1.5 倍に増加しており、これは食生活の変化や運動不足など生活環境が変わったことや、日本人は元々遺伝的に太りやすい体質であることなどが原因として挙げられています。現在、肥満の判定基準としては、体脂肪率の測定やＢＭＩ（ボディマスインデックス）が指標とされます。

2）　体脂肪率

　体脂肪率とは、体重に対して体脂肪の割合を示した数値のことを言います。健康的な成人男性の場合、体脂肪率は 10 〜 19％、成人女性の場合、20 〜 29％が正常範囲になります。男性の体脂肪率が 20 〜 24％、女性の体脂肪率が 30 〜 34％の場合は軽度肥満。男

性の体脂肪率が 25 〜 29％、女性の体脂肪率が 35 〜 39％の場合は中度肥満。

男性の体脂肪率が 30％以上、女性の体脂肪率が 40％以上の場合は重度肥満となります。

＜体脂肪率の割合表＞

体脂肪が占める重さの割合は、 体脂肪率 (%) ＝ 体脂肪の重さ (kg) ÷ 体重 (kg) × 100
で計算します。

ちなみに、健康的で美しい女性の体脂肪率は 25 〜 28％くらいだと言われています。

3)　　ＢＭＩ

BMI とは、体重と身長の関係から肥満度を算出する体格指数のことを言います。1980
年度以降に世界的に用いられており、統計的に体脂肪率と近いと言われています。

＜ＢＭＩの計算方式＞

体重（kg）÷ ｛身長（m）の２乗｝

例　身長 170cm、体重 70Kg の場合は、BMI=70 ÷ 1.7^2 となり、これを計算すると約 24.2
となります。以下の BMI の表を参考にすると標準体重に当てはまります。

また標準体重の計算式は、身長（m）の２乗× 22 で計算します。

BMI の計算方式は世界共通ですが、肥満の判定基準については各国によって異なりま
す。世界保健機関では、一般成人の BMI の値が 25 以上の場合を過体重、30 以上の場合
を肥満と定めています。日本肥満学会では、BMI の値が 22 を標準体重とし、25 以上の場
合を肥満としています。これは世界基準よりも厳しい数値です。この背景には、日本人は
欧米人に比べて BMI が低い値でも、肥満に伴う病気が発生しやすい傾向があるなどが考
慮されているようです。日本肥満学会では、25 以上 30 未満を肥満 1 度、30 以上 35 未満
を肥満 2 度、35 以上 40 未満を肥満 3 度、40 以上を肥満 4 度としています。また 18.5 未
満は低体重となり、内臓脂肪や皮下脂肪が少ないため、肥満とは別の病気を発症する危険
性があるとしています。ちなみに 18.5 以上 25 未満を標準体重としていますが、これは一
定期間の死亡率や罹患率が有意に低いなど、人が健康的に生活できると統計的に認められ
た理想体重のことを言います。また BMI の欠点として、筋肉は比重が重く、脂肪の方が
軽いため、同じ身長と体重の場合、BMI の計算上は同じ数字であっても、実際には身体
の状態によって体脂肪率は異ってきます。

最近では、体重と一緒に体脂肪率が測れる機能が付いた体重計が販売されているため
家庭でも気軽に計測することができるようになりました。実際には、厳密な数値を測定す
ることは難しいと言われているため、ダイエットでは BMI を判定基準として使用するこ
とが多いようです。しかしお客様が毎日の健康管理やダイエットの指針として体重や体脂
肪率を継続して計測することも大切なため、これらの機器をツールとして活用することは
美しく健康的に痩せるために役立つと思います。

Body Mass Index		
BMI 値	18.5 未満	低体重
BMI 値	18.5 以上 25 未満	標準体重
BMI 値	25 以上 30 未満	肥満度 1
BMI 値	30 以上 35 未満	肥満度 2
BMI 値	35 以上 40 未満	肥満度 3
BMI 値	40 以上	肥満度 4

4） 肥満の種類（タイプ）

　肥満は、余分な脂肪が身体に蓄積した状態を指しますが、その原因や部位、体型になどによっていくつかの分類の仕方があります。ここでは、肥満のタイプとして、原因による肥満の分類、体型による肥満の分類について説明をしたいと思います。

A. 原因による肥満の分類

　私たち鍼灸師が肥満に対する施術を行う上で重要となるポイントは、肥満を招いている原因が生活に起因するものなのか？ それとも重篤な疾患によるものなのか？をしっかり鑑別することが挙げられます。その結果次第では先に医療機関での治療が必要になる場合もあります。原因による肥満の分類では、単純性肥満（原発性肥満）と症候性肥満（二次性肥満）の二つに分けられています。

・単純性肥満

　単純性肥満とは、身体の機能は正常に働いており、肥満に対して特定の疾患が原因となっていない肥満のことを言います。主に生活習慣の乱れや食べ過ぎ、運動量の低下などが原因になっています。折橋式美容鍼灸「美痩鍼」の施術対象となる肥満は、この単純性肥満が中心となります。

・症候性肥満

　症候性肥満とは、身体の機能に異常があったり、肥満に対して何らかの疾患が原因となっている肥満のことを言います。症候性肥満の場合には、肥満の原因となっている疾患の治療をしなければ肥満を改善することは難しいケースも多いようです。例えば、ホルモンの分泌異常による内分泌性肥満や視床下部の障害によって起こる視床下部性肥満、遺伝的要因が関与する遺伝性肥満、薬物の副作用として肥満を招く薬物性肥満などがあります。施術で効果をしっかり出すためにも、色々なリスクを回避する上でも、鍼灸が適応かどうかを見極めることが大切です。

B. 体型による肥満の分類

・りんご型、洋ナシ型、バナナ型

　肥満は、過剰な脂肪が身体のどこに多く蓄積されているかによっていくつかの体型に分けることができます。一般的な分類としては、「りんご型」「洋ナシ型」「バナナ型」の

三つに分けられることが多いようです。また医学的な分類としては、脂肪が蓄積される部位により「内臓脂肪型肥満」と「皮下脂肪型肥満」の２種類に分けられます。

　リンゴ型肥満とは、上半身に脂肪が多くたまるタイプの肥満です。男性に多い太り方と言われていますが、女性も更年期から閉経後に多い肥満のタイプと言われています。お腹の内臓のまわりに脂肪がたまりやすいため内蔵脂肪型肥満とも呼ばれています。

　洋ナシ型肥満とは、体内の水分が多く下腹部や下肢に脂肪がたまるタイプの肥満です。一般的に女性に多い太り方と言われていますが、男性でも下腹やお尻の下に脂肪がつきやすい人はこのタイプに該当します。皮下組織に脂肪がたまりやすいため皮下脂肪型肥満とも呼ばれています。

　バナナ型肥満とは、筋肉も脂肪も少ないため、手足がほっそりと長く普段はやせ型です。しかし、いったん太りはじめると勢いがなかなか止まりません。主に胸から下に脂肪がたまりやすく、体重が増え続けて巨漢になりやすいタイプです。筋肉量が少なく必要な栄養の吸収率が低いために、いったん太ると痩せにくいと言われています。

　また、これらの他にも内蔵脂肪型肥満と皮下脂肪型肥満の混合型などのタイプがあります。

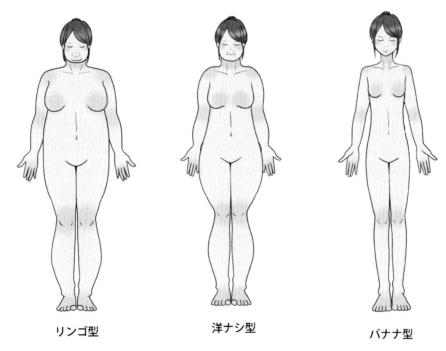

　　　　リンゴ型　　　　　　　　洋ナシ型　　　　　　　　バナナ型

5）　肥満と疾病の因果関係

　肥満は、生活習慣病のリスクと言われ、ＢＭＩの数値が高くなるほど、高血糖、高血圧、脂質異常症などの発症率が高くなるという傾向がみられています。また日本人の肥満に特に多いのは糖尿病です。糖尿病のお客様と健常者の平均寿命を比べると寿命に10年近い短縮が認められているデータも出ているそうです。そのため肥満と疾病の因果関係は深く、

ＢＭＩ25以上で過剰な栄養の摂取及び運動不足が肥満の原因にある、もしくは肥満にともなう健康障害を有する者を肥満症としています。このことから肥満を防ぐことは美容のみならず健康的に美しく生きるためにも、特に重要な取り組みだと言えます。

6)　肥満と遺伝子

　しばしば、「肥満は遺伝する」という話を耳にしますが、果たして肥満は、本当に遺伝するのでしょうか？ 1990年代以降、分子生物学の発展にともない、体脂肪量の調節に関係する分子メカニズムが明らかになりつつあるそうです。そして日本人における肥満関連遺伝子も解明されつつあり、肥満が遺伝と関与していることが示唆されつつあります。しかし、肥満関連遺伝子に同じように変異を持っている者でも、置かれた環境（食生活や生活リズムなど）が異なれば、肥満にならないという報告もあるようです。つまり、肥満には、個々が持つ遺伝によるものと、人を取り巻く周囲の環境によるものの双方が強く関与していると言えます。

2.　ダイエットの知識

1)　ダイエットと美容鍼灸

　ダイエット（diet）の語源には、ギリシャ語の（dieta）、「生活様式」という説があります。これは日常の生活を正しく過ごすことが健康にとって一番大切なことだという考えからきている言葉とも想像できます。現在のダイエットでは、健康や美容を目的として運動や食事を制限することで体重を減らすことを意味することが多いのですが、本来のダイエットの意味は「運動や食事の質や量を管理してその人にとって適切な体重にしていくこと」だと言われているからです。つまり、減量だけを目的にするのではなく、日常生活を健康的に送るために適正な目標体重を目指し、美しく生きることを目的としています。必ずしも痩せていることが美しいとは限りません。大切なのは、適正体重を維持することであり、痩せすぎている人は体重を増やすことも健康的に美しく生きるためには、必要なことだと言えます。元々東洋医学に基づく鍼灸治療はバランス医学だと考えています。そのためお客様の身体の状態に合わせて施術を行うことで、崩れたバランスを自ら整える働きを呼び覚まし、健康に基づく美を提案することが、折橋式美容鍼灸「美痩鍼」が目指すところでもあります。

2)　何故太るのか？

　人間は食べ物から栄養を摂取して、骨や筋肉、内臓などを作り、身体を動かすためのエネルギーにしています。余った栄養は脂肪として身体に蓄えられますが、この脂肪として栄養を蓄えるシステムが太る原因の一つとなっています。一見必要のないシステムだと

思うかも知れませんが、少し時代を遡ってみると人間の歴史は飢えとの闘いでした。今のように食べ物がどこにいても、すぐ手に入る時代では考えられないことですが、野草を採集し、動物を狩猟している時代では、いつ食べ物が手に入るかわかりません。そのため、食べ物を摂取できる時にエネルギーとして脂肪に置き換え蓄えることで、食料が手に入らない時にもこの脂肪を燃焼させ、エネルギーに変換することができます。脂肪を蓄えることは、人間が飢えとの戦いの中で身に付けた、生きるうえで必要な身体の仕組みだったと言えます。しかし飽食の時代と言われる現代では、簡単に食べ物が手に入るため、栄養を蓄えておく必要がなくなってしまいました。そのような中で、普段から揚げ物やスイーツなどの高カロリーの食品を好んで食べたりすることで、ついついカロリーを過剰に摂取してしまう傾向があります。余分に摂取したカロリーは、当然、消費することができないため、脂肪として体内に蓄積されることで人は太ってしまうのです。

3) カロリーの基礎知識

カロリーとは、ラテン語のカロール（熱量）が由来とされ、分野に応じて数字の規定が異なります。元々は物理学のエネルギー量を示すために使われていた単位でしたが、栄養学では摂取した食べ物が消費されるときに発生する熱量の単位として使われています。人は食べ物からエネルギーを摂取し、それを体内で燃焼させることで、活動エネルギーとして使用しています。一日に使用する消費エネルギーより、食べ物から得る摂取エネルギーが多ければ体脂肪が増えて太りますが、消費エネルギーが摂取エネルギーを上回れば体内の脂肪を分解して不足しているエネルギーとして補うため、少しずつ体重を減少させ、痩せることができます。この摂取カロリーと消費カロリーをコントロールすることをカロリーコントロールと呼び、食べ物が持っているエネルギーをカロリーとして数値化することは、体重のコントロールを行っていく上でとても重要になります。ただしカロリーは同じ食材でも、大きさや密度によって含有量が異なり、人によって摂取されるカロリー量にも差があります。そのため正確な計算式には向いていないと言われていますが、ダイエットを行うための指針の一つとして利用されています。

4) カロリーコントロール

カロリーコントロールには、摂取カロリーと消費カロリーのバランスが大切ですが、身体に必要なエネルギーを摂取することを同化作用と言います。同化作用では、摂取した食べ物を体内で分解して栄養素にしてから各組織に送ります。この栄養素をもとに血液や筋肉、皮膚、髪、内臓などを作ります。逆に体内にあるエネルギーを使用することを異化作用と言います。異化作用では体内のエネルギーを使用して筋肉を動かしたり脳や内臓を働かせたりします。これらの働きを「代謝」または新陳代謝と呼びます。ダイエットをする場合、同化作用による摂取カロリーについては、食生活を見直すことで改善をしていきます。異化作用によるエネルギーの消費については大きく分けて3種類あります。基礎代謝

と生活活動代謝、そして食事誘導性体熱産生です。ダイエットをする場合には、これらの代謝を高めることで痩せやすい身体作りを目指します。

5）　基礎代謝

　基礎代謝とは、目が覚めた状態で一日何もしないでじっとしていても、呼吸をして細胞に酸素を送ったり、体温の調節をしたり、内臓を働かせたりと、生命活動を維持するために最低限必要なエネルギー量のことを言います。身体の各組織が利用するエネルギー量は、脳や肝臓、心臓、腎臓などの内臓の割合が約60％であり、筋肉の割合は約20％、その他の組織の合計が約20％と言われています。また就寝中の基礎代謝は、目が覚めている時の80％程度で、この状態の代謝を睡眠時代謝と呼びます。逆に少し身体を動かしている状態を活動代謝と呼び、しっかりと身体を動かして運動をしている状態を運動代謝と言います。

性別	男性			女性		
年齢	基礎代謝 基準値 （kcal/kg/ 日）	基準体重 （kg）	基準代謝量 （kcal/ 日）	基礎代謝 基準値 （kcal/kg/ 日）	基準体重 （kg）	基準代謝量 （kcal/ 日）
1-2 歳	61	11.5	700	59.7	11	660
3-5 歳	54.8	16.5	900	52.2	16.1	840
6-7 歳	44.3	22.2	980	41.9	21.9	920
8-9 歳	40.8	28	1140	38.3	27.4	1050
10-11 歳	37.4	35.6	1330	34.8	36.3	1260
12-14 歳	31	49	1520	29.6	47.5	1410
15-17 歳	27	59.7	1610	25.3	51.9	1310
18-29 歳	24	63.2	1520	22.1	50	1110
30-49 歳	22.3	68.5	1530	21.7	53.1	1150
50-69 歳	21.5	65.3	1400	20.7	53	1100
70 歳以上	21.5	60	1290	20.7	49.5	1020

※参照文献　日本人の食事摂取基準（2015 年版）策定検討会報告書, P.66

6）　生活活動代謝

　生活活動代謝とは、一日の生活の仕方によって消費されるエネルギーのことを言います。その生活動作を生活強度におきかえて基礎代謝に加えることで一日の総消費エネルギーを算出することが出来ます。生活活動レベルを推定するために必要な各身体活動の強度には、メッツ値が用いられることが多いようです。メッツ値とは（metabolic equivalent）座位安静時代謝量の倍数を表した各身体活動の強度の指標のことを言い、活動強度は、成人の場合、（Ⅰ）低い1.50（Ⅱ）普通1.75（Ⅲ）高い2.00の3区分に分類されます。身体活動の分類例としては次の図の通りです。

16　　第 2 章　肥満とダイエット

身体活動レベル	低い（Ⅰ）	ふつう（Ⅱ）	高い（Ⅲ）
	1.50（1.40〜1.60）	1.75（1.60〜1.90）	2.00（1.90〜2.20）
日常生活の内容	生活の大部分が座位で、静的な活動が中心の場合	座位中心の仕事だが、職場内での移動や立位での作業・接客等、あるいは通勤・買い物・家事、軽いスポーツ等のいずれかを含む場合	移動や立位の多い仕事への従事者、あるいは、スポーツ等余暇における活発な運動習慣を持っている場合
中程度の強度（3.0〜5.9メッツ）の身体活動の1日当たりの合計時間（時間／日）	1.65	2.06	2.53
仕事での1日当たりの合計歩行時間（時間／日）	0.25	0.54	1.00

※参照文献　日本人の食事摂取基準（2015年版）策定検討会報告書,P67

7)　食事誘導性体熱産生

食事誘導性体熱産生とは、食事誘導性熱代謝、食事誘発性産熱反応、特異動的作用、または、「Diet　Induced　Thermogenesis」の略称、DITとも呼ばれています。これは、食事をすることで消化管運動が活発になり、吸収された物質の代謝が増加することで熱産生が起こる、つまりエネルギー消費が増えたことを意味しています。食事をすると体が温かくなったり、汗がでてきたりするのは、この食事誘導性体熱産生によるものと考えられます。

8)　栄養素と肥満

ダイエットを行う際、一般的にはなるべく「低いカロリーの食品を摂取すればよい。」と考える方は少なくないはずです。では、果たしてこのカロリーの数値さえ低ければ、どんな食材を摂取していてもよいのでしょうか？例えば、同じ200kcalでもお魚、パン、炭酸飲料では、それぞれ含まれる栄養素が異なるため、身体への影響も当然異なってくるはずです。特にダイエット中であれば、なるべく糖質は控えた方が賢明だと思います。また誤った認識によって、低いカロリーの食材ばかりを摂取することで、栄養素の偏りを招き、健康を害し、結果的にダイエットの失敗に終わるケースも考えられます。つまり、健康的に美しく痩せるためには、栄養のバランスを考えながら、自分の身体に合った食材の選択ができる知識も必要になってきます。

以上が美痩鍼を行うために必要な肥満とダイエットの知識になります。ここでは美しく健康的に痩せるための施術を行う上で最低限必要な知識についてご紹介させて頂きました。鍼灸師として実際の臨床を行う上では、肥満に起因する健康障害や生活習慣病の予防なども含めて、さらに知識が必要になると思います。美容と医学の両方の立場から健康美を提案しお客様の健康管理や疾病の予防を行えるようにより深い知識や経験を積むようにして下さい。

第3章 美痩鍼とダイエットカウンセリング

　折橋式美容鍼灸「美痩鍼」は、お客様の体型の維持や減量の際の体調管理として、その役割を大きく果たすことができる技術だと考えています。美痩鍼の施術を行った直後は、見た目や感覚的にもすっきりとしますが、太る原因となる日常生活を見直さなければ、元に戻ってしまう可能性は高いのです。また無理なダイエット計画を立てるとストレスや栄養不足などによって、いわゆるリバウンドという状態に陥り、かえって体重を増やしてしまう結果になりかねません。つまり、健康管理をしながらしっかりと体重を落とし、リバウンドをしないように肥満の状態を解消するには、お客様自身の目で今の日常生活を見直しして頂く必要があります。そのためダイエットカウンセリングは、美痩鍼の施術を受けたお客様が健康的に美しく痩せるためのサポートとして重要な役割を果たします。

1. 施術前のカウンセリング

　健康的に美しく痩せるためには、明確な目標を立てることが大切です。そして目標を達成するためには、しっかりとした計画を立てることが必要になります。計画を立てる上で最初に行うことは、お客様の健康状態や身体状況などを正確に把握することです。美痩鍼の施術においては、まずカウンセリングの際に通常の問診に加えて、お客様の主訴（ここでは、痩せることや、サイズダウンなど）や体の状態、食生活などの確認を行い、また体重や体脂肪率、身体部位のサイズについては実際に計測なども行います。お客様の状態に合わせた施術を行い、しっかりとした健康管理と減量のための食事指導・運動指導などのアドバイスを行うことで、健康的で美しく痩せるためのサポートをすることができると考えています。

1) 体重と体脂肪率の確認

　美痩鍼の施術においてお客様の目的は減量やサイズダウンになります。そのため通常の鍼灸治療に加えて、目標の体重と身体のサイズ、体脂肪率などの確認を行うことが必要になります。お客様の体重が現時点で何キロあるのか？またいつまでに何キロの体重を落としたいのか？を確認します。この情報を元に目標期間や体重の設定を行い、体に負担を掛

けるような無理な目標にならないようにアドバイスも合わせて行う必要があります。体重については実際に施術の前に計測を行います。体脂肪率もお客様が体重と同じく気にする項目の一つです。体脂肪率は見た目ではわかりにくい部分もありますが、健康面では生活習慣病のリスクと関係が深いため一つの目安として考慮します。本来は身長と体重によって体脂肪率を計算する方法がありますが、今は市販されているほとんどのヘルスメーターが体重と一緒に体脂肪率を計測してくれるため、その数値を採用するようにしています。

2)　気になる身体の部位

お客様が美痩鍼の施術を受ける上で、身体のどの部位のサイズを落としたいのか？ を具体的に聞いておきます。例えば、気になる身体の部位として二の腕、ウエスト、ヒップ、太もも、ふくらはぎなどが挙げられると思います。美痩鍼の施術では、カウンセリングの後に、美腕の際には二の腕、美腰の際には腹囲、美脚の際には太もものサイズを目安として計測していきます。

3)　家族歴の確認

肥満には、遺伝や日常生活の影響も強く関与すると言われています。そのため生活環境を含めて家族の既往歴や、肥満傾向なども確認を行います。家族歴では、主に家族（父親、母親、兄弟、姉妹）の中に肥満傾向の方がいるかを確認します。日本人は肥満の遺伝子を3人または4人に1人持っていると言われています。しかし肥満は先天的なものよりも、後天的な環境要因の影響が強いため、両親だけ肥満体型なのか？それとも家族全員が肥満体型なのかによってもアドバイスの内容が異なるため確認が必要になります。

4)　既往歴、現病歴の確認

現在の体型が病気と関係しているかどうかを確認します。もし何らかの疾病に罹患している場合には、施術を行うべきではない場合もあります。また疾病に罹患していても、鍼灸治療によって症状の改善が期待できる場合には、お客様に十分な説明を行い、その疾患や症状に対する治療から始めることもあります。この場合においては、通院している医療機関の医師に鍼灸治療との併用が可能かどうかの確認をしておく必要もあります。

5)　服用している薬の確認

現在、または少し前まで服用していた薬があるかどうかを確認します。薬によっては、副作用として太りやすくなったり、むくみやすくなるなどの症状が現れるものもあります。例えば、抗精神病薬やホルモン剤などを服用されている場合には、痩身目的の施術を行っても十分な効果が現れない場合も考えられます。そのため、施術の前にお客様にそのことを確認して必要があれば、担当医師にも相談した上で、施術を始めることをお勧めしています。

6)　　生活状態に関すること

　基本的に肥満になる可能性が高いのは普段の食生活の乱れや睡眠不足、運動不足などが挙げられます。そのため、痩せやすい身体作りの提案には、現在の生活環境や食生活、嗜好品などをしっかりと確認することが必要です。

・食生活
1週間単位で、朝昼晩の食生活について確認をします。食事の時間帯、食事の回数や間食の有無、どんなものを好んで食するのか？ 好きな食べ物・嫌いな食べ物、好きな味付け・嫌いな味付けなど、食生活の傾向を詳しく確認します。

・嗜好品
アルコール類や清涼飲料水の好み、またカフェインなどを含む珈琲や紅茶、タバコなどの嗜好品についても確認をします。アルコールは糖質を含むことが多く、食事と一緒に摂取したり、アルコール自体の量が増えると肥満の原因となります。また、カフェインの過剰摂取は、感覚過敏や、動悸などの中毒症状を招いたり、砂糖入り珈琲などの場合は肥満を増長させると言われています。

・睡眠時間
一日の睡眠時間や就寝・起床の時間帯、昼寝などの有無について確認をします。一日の睡眠時間が短い人は、ホルモンバランスの乱れなどで肥満になりやすいと言われています。一日7時間を目安に質の良い睡眠を取ることが必要です。

7)　　運動の有無

　過去に運動やスポーツをしていた経験があるかどうかや、また現在、運動を行っているかどうかの確認をします。また普段の通勤や通学などの移動方法や、仕事や家事の内容なども詳しく確認する必要があります。運動の習慣がない方の場合には、筋肉量が少なく代謝も低い可能性があります。しかし営業などで普段から良く歩いたり、家事でテキパキ動いている人の場合には、基礎代謝が高い場合もあります。まずは、現在どのような生活環境で身体を動かし、今後どのような運動なら取り入れられるかを提案するために確認をすることが必要になります。

2.　体重や身体の計測方法

　ここでは、実際に体重と体脂肪率の計測方法や、身体の部位ごとのサイズチェックについて簡単に説明をします。

1) 体重と体脂肪率

体重や体脂肪率については、治療院に来院された時だけではなく、自宅でも継続的に計測し、記録を取って頂くことをお勧めします。体重や体脂肪率の測定にはヘルスメーターを使用します。ヘルスメーターは、大きく分けると、体重計、体脂肪計、体組成計の三つに分類されるようです。体重計は、従来の体重だけを測るもので、体脂肪計は、体重と体脂肪率、さらに機能が充実したものになると内臓脂肪の割合も計測できます。体組成計は、体重と体脂肪率に加えて、水分量、筋肉量、基礎代謝などの測定ができるものもあります。計画的に継続してこれらの記録を残しておくことを考えると、体重と体脂肪率に加えて、BMIも計算できる機能がついているヘルスメーターが便利だと思います。ヘルスメーターでは、お客様の年齢と身長を元に体重、体脂肪率を測り、BMI値を計算します。標準体重については、総務省が発表している性別と年齢別による日本人の平均体重を指標にします。また体脂肪率については、健康的で美しい女性の体脂肪率が25〜28%くらいだと言われています。

2) ヘルスメーターの計測

現在販売されているヘルスメーターの多くは、体脂肪の測定に生体電気インピーダンスを採用しています。これは身体に微弱な電流を流しその際の電気の流れやすさを計測することで体組成を推定する方法になります。人体には、水分を多く含む筋肉や骨、体液などの徐脂肪組織と、水分をほとんど含まない脂肪細胞に分けることができます。水は電気をよく通しますが、脂肪は水分が少ないため電気抵抗が上昇します。つまり体脂肪が多い人は電気抵抗が上昇し、筋肉などが多く体脂肪が少ない人は電気抵抗が低いという理論から、体重と一緒に体脂肪を測定することが可能だという考え方です。これを生体電気インピーダンス式測定器と呼び今のヘルスメーターには、この機能がついています。ヘルスメーターの計測で注意することは、生体電気インピーダンスの計算式は、メーカーによって異なるため、違うメーカーのヘルスメーターで計測すると値が異なることがあります。また人体のインピーダンスは一日の中で常に変動をしているため、計測する時間帯によっても値が異なります。さらに食事、運動、入浴などによって体内の水分や体温などの変化によっても計測値は影響を受けるため、可能であれば毎日同じ時間帯で、同じ身体の条件で1回計測することが望ましいと言えます。基本的には朝起きてすぐや、夜寝る前などがお勧めです。

3) 身体のサイズチェック

次に身体の部位ごとにサイズのチェックを行います。身体の部位を測定する際には、必ず同じ位置で測ることが必要になります。そのための目安として、主な身体の部位毎の計測方法についてご紹介します。身体の部位を測定するにはメジャーを使用します。測定の際に気をつけることは、身体に対してメジャーを密着させ水平に当てることが大切です。

2. 体重や身体の計測方法

また途中でねじれたり、角度がついたりしないように注意が必要になります。折橋式美容鍼灸「美痩鍼」では、施術を三つに分けて行うため、美腕の施術では二の腕、美腰の施術では腹囲、美脚の施術では太もものサイズを測ります。

① 二の腕のサイズチェック

　まず、腕を肩の高さまで上げ、地面に対して水平に保ちます。上腕部の最も太い部位を測定します。この際、肩峰から最も太い部分までの長さも合わせて測定しておきます。次回は、同じ姿位を取り、肩峰からの長さも確認してから二の腕の測定をします。

② 前腕のサイズチェック

　まず、腕を肩の高さまで上げ、地面に対して水平に保ちます。前腕部の最も太い部位を測定します。この際、肘頭から最も太い部分までの長さも合わせて測定しておきます。次回は、同じ姿位を取り、肘頭からの長さも確認してから前腕の測定をします。

③ ウエストのサイズチェック

　足を肩幅に開き、リラックスしてもらいます。腹部で、最もくびれている部位を測定します。この際、測定するラインがお臍からどのくらいの位置になるのかも合わせて測定しておきます。次回は、同じ姿位を取り、臍からの長さも確認してからウエストの測定をします。

④ 腹囲のサイズチェック

　足を肩幅に開き、リラックスしてもらいます。肘を曲げて、腕をやや外転してお腹周りの測りやすい姿勢を取ります。臍の上、指1本分の位置を水平に測定します。
※なお、腹部の測り方には、いくつか方法がありますが、本来ウエストのサイズを調べる場合は、最もくびれている部位で測定することが多いようです。へそを中心に腹部を計測した周囲は腹囲と言います。肥満の場合、脂肪のつき方によって、くびれの位置は異なるため、2通りの測り方を活用します。

⑤ 太もものサイズチェック

　足を肩幅に開き、リラックスしてもらいます。太ももの最も太い部位を測定します。この際、測定するラインが恥骨からどのくらい下になるのかも合わせて測定しておきます。次回は、同じ姿位を取り、恥骨からの長さも確認してから太ももの測定をします。

⑥ ふくらはぎのサイズチェック

　足を肩幅に開き、リラックスしてもらいます。ふくらはぎの最も太い部位を測定します。この際、測定するラインが膝裏の委中からどのくらい下になるのかも合わせて測定してお

きます。次回は、同じ姿位を取り、委中からの長さも確認してからふくらはぎの測定をします。

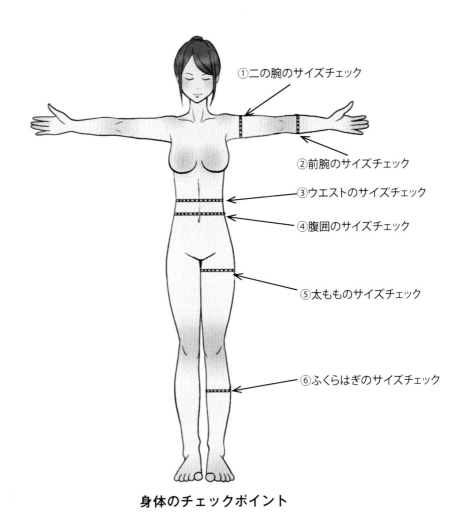

身体のチェックポイント

3. カウンセリング時の目標設定

施術前のカウンセリングの情報と計測した身体のデータによって、お客様の目標を決めていきます。一般的に一カ月で身体に負担なく落とせる体重は、全体重の5%までと言われています。お客様が希望している目標体重までの達成期間は、身体状況と健康状態、リバウンドなどのリスクを含めて、総合的に考える必要があります。お客様によっては、無理な希望を押し通そうとする方もいらっしゃるかも知れませんが、私たちの仕事は、ただ単に本人の希望を叶えようとするのではなく、長期的な視点で健康や体型の維持も考えた上での計画を提案しなければなりません。そのためには最初のカウンセリングの際に、十分な話し合いをして、お客様の希望を尊重しつつも、心身に無理のない目標の設定を行うことが重要になります。

1) 美痩鍼での計画設定

美容鍼灸「美痩鍼」では、お客様の太ってしまう原因をライフスタイルと体質から考えて日常生活の修正と体質の改善を目的とします。そのため、継続的な施術を行いますが、最初は1週間に1回の施術を12回行うことをお勧めしています。つまり、1カ月で4回を1セットとし、3カ月で12回の施術を1クールとして計画を立てます。その上で、折橋式美容鍼灸「美痩鍼」の場合、お客様の体重や体質などにもよりますが、基本的には1カ月の減量は1〜2キロペースを推奨しており、3カ月で最高6キロまでの減量を範囲として取り組みます。3カ月間の減量を最大6キロまでとしている理由には、短期間で大幅に体重を落とすと、その後もその体重を維持することが難しいと言われているからです。短期間で体重を落とすダイエットでは、極端な制限をかけて1カ月で5キロ以上痩せさせることもあるようですが、一時的に減量できたとしても、その後にリバウンドする可能性は大変高く、そのようなダイエットを繰り返し行うことで、筋力や基礎代謝はどんどん低下し脂肪は増え、かえって痩せにくい身体になってしまいます。ある研究では、日常生活を改善し3カ月で5キロ前後の減量をした場合には、3年後のリバウンド率は1割弱であったという発表もあるようです。つまり、ダイエットを本当の意味で成功させるためには、身体の生理機能を理解し、無理のない計画に基づき、一時的な効果ではなく、その結果を持続させることだと考えています。実際にダイエットを進めていく上では、肥満に陥りやすい身体から痩せやすい身体に変化させていくことを考えなければなりません。美しく綺麗に痩せるための基本は、まず食事の見直しを中心とした計画を立て、それに合わせて、運動を併用するスタイルを提案していきます。さらに鍼灸の施術を組み合わせて行うことで、痩身を中心とした日常生活における体調管理や、ストレスなどから起こる過剰な食欲のコントロール、運動時のパフォーマンス力の向上などが期待できます。そして週1回の施術とカウンセリングによってお客様が順調に体重を落とすための日々の行動修正や、モ

チベーションを低下させないためのサポートも行います。

① 食事の計画設定

　まず、食事の計画設定ですが、一般的な成人の摂取カロリーの目安は、おおよそ 1,800kcal ～ 2,200kcal と言われています。一日の目標カロリー摂取量については、年齢や性別、体重、その人の生活内容によっても異なりますが、成人女性の基礎代謝量である 1200kcal は必要になります。つまり、体重を落としていくには、今の食生活を見直して、基礎代謝量である 1200kcal は摂取しつつ成人の摂取カロリーである 1,800kcal ～ 2,200kcal から 200 ～ 500kcal の摂取量を減らす必要があります。そのため、問診の際には、普段の食事の傾向を伺い、お客様の一日に摂取していたカロリーが、どのくらいなのかを把握しておくことがとても重要です。その上で、まずは、朝昼晩の 3 食の食事以外で摂取している間食や飲み物があればそこから見直していきます。間食が多い場合には、間食の回数・量を減らす、間食の内容を変える（洋菓子から和菓子など）また、食べる時間を夜から昼間に変える、飲み物の場合は、炭酸飲料や清涼飲料水からお茶に変え、冷たい飲み物は温かいものにするなどできることから行っていきます。しかし今までの食事を見直し朝昼晩の 3 回の食事をすべて変更することは、なかなか難しいと思います。その場合には、3 食のうち、まずは、1 食だけ気を付ける。もしできそうなら 2 食気を付ける。慣れてきたら 3 食すべてに気を付けるなどお客様の状況によって無理なくすすめられる提案が必要になってきます。当然、お客様がどの程度の食事管理ができるかによって、減量のペースにも影響がでてきます。これらの内容については、お客様にしっかりと説明を行い、その方が実践できる内容によって計画の進め方、アドバイス、目標設定を決定していきます。

② 運動の計画設定

　次に運動についてです。普段から運動の習慣がある方とない方とでは、取り組んでもらう内容やアドバイスも異なってきます。まず、普段から運動の習慣がある方については、具体的に 1 週間の運動目標を決め、それを実践できるようにアドバイスしていきます。普段から運動の習慣がない方については、日常生活の中で簡単に取り組めることからアドバイスを行っていきます。例えば、電車に乗った際には、座席に座らず、立って乗車するようにする、エレベーターやエスカレーターは使用せず、階段を使用する、テレビをみながら、ストレッチや筋肉トレーニングを行うなどできることから勧めていきます。

2)　　行動修正のための記録

　折橋式美容鍼灸「美痩鍼」では、健康的に美しく痩せるためのサポートをしますが、しっかりとした結果を出すには、減量のための基本と食事、運動などの正しい知識を伝えることが重要になります。そしてお客様自身に肥満の原因や痩せにくい環境を認識して頂くためには客観的に自分の日常生活を見つめ直していただく必要があります。そのための方法

として日常生活の記録を残す作業があります。記録を残すことで、食事の量がわかり、食べ過ぎを予防し、食生活を見なおすことができます。また体重が減っていく過程を確認することでモチベーションの維持にも繋がります。

①毎回の施術を記録　（術者が記録する）

　一般的な鍼灸治療においてはカルテを書いていると思います。美痩鍼で施術の記録をする際には、お客様が身体のどの部分を気にしていて、それに対して今回はどのような施術を中心に行い、身体のどの部分に鍼を打ち、どの部分に重点的なトリートメントを行ったかを一緒に記載します。記載と計測は、毎回、施術ごとに行います。計測した体重、体脂肪率、気になる身体の部位のサイズについても記載をしておきます。

②毎日の食事を記録　（お客様が記録する）

　食事についてはお客様が毎日いつ何を食べたかを記録してもらいます。最初の1〜2週間は、口の中に食べ物や飲み物を入れたら、その場で記録をするようにします。記録はできる限り具体的に書くことをお勧めします。食べた時間、料理の名前、または使用されている食材や、調理法、もしカロリーが分かるようであればそれも一緒に記載します。時間が経つと忘れてしまうので、常にメモ帳や携帯のメモ機能等に記録を残しておくと便利です。記録したメモは一日分をまとめてノートに整理しておきます。

③毎日の運動を記録　（お客様が記録する）

　運動については、お客様の生活の中で行った活動や運動を記録します。まずは毎日同じ時間に、ヘルスメーターで体重と体脂肪率を測って記録をします。1日どれくらい歩いたかを万歩計を使用して計測し、ウォーキングなどの運動を行う場合には、どれくらいの時間や距離を歩いたかを記載すると良いと思います。筋肉トレーニングの場合には、例えば腹筋を何回、何セット行ったというように記載します。基本的に自分の活動を数字化することは、後から結果を目で見て評価できるため、意識改革や行動の修正が行いやすくなります。他にも余裕があれば、睡眠時間や体調、気持ちの変化などついても記録を残すとさらに良いと思います。運動について記録したメモを一日分まとめてノートに整理しておきます。

④1週間の記録をまとめる（お客様が記録する）

　毎日記録した食事と運動の記録を1週間ごとに記録します。書き方は自由ですが1週間の経過を一目でわかるような表にまとめると良いと思います。この表を次の施術の際に持ってきてもらい、施術前のカウンセリングで一緒に確認をします。お客様の身体の状態や取り組み方によって、1週間後の結果が出やすい人と出にくい人がいます。ここで大切なことは、数字の結果よりもどの程度日常生活や意識の改善ができているかということで

す。たとえ数字にあまり変化がなくても、食事の質や運動の量が変わってくればかならず時間と共に結果に表れてきます。お客様のモチベーションが下がらないようにカウンセリングを行うことが重要です。術者はお客様の記録した表をコピーして控えを頂いておきます。

⑤１カ月の記録をまとめる（術者が記録する）

　１週間に１回の施術を４回行い１カ月で１セットとして、今までの経過を確認します。お客様が記録した４回分の記録を１枚の表にします。１カ月の経過を見て、施術の方針や目標の再設定を行います。最初の１カ月は、比較的体重は落ちやすいと言われています。予定以上に体重が落ちている場合、逆に予定よりも体重が落ちていない場合でも、それぞれに対し、適格なアドバイスが必要になります。

⑥３カ月の記録をまとめる（術者が記録する）

　１カ月で１セットの施術を３カ月で１クールとします。１カ月ご　にまとめた表を３カ月分まとめて記録をします。そして施術開始時と３カ月の間に身体や日常生活がどのように変化してきたかを比較しながらフィードバックを行います。もう少し体重を落としたいので今後も施術を継続する。もしくは目標を達成したので施術を終了する。リバウンドが怖いので予防するための施術を行う。など、お客様の希望を確認し必要に応じて適切な対応を行っています。

　以上が美痩鍼のためのダイエットカウンセリングになります。美痩鍼では１回の施術効果も大事ですが、それ以上に時間をかけて健康的に痩せることを目的としています。そのため最初のカウンセリングや目標に合わせた計画表の作成や、途中経過の確認、また、行動修正など幅広い知識が必要になります。お客様と一緒に良い結果を出せるように最後まで導けるカウンセリング力を養えるようにしましょう。

第4章 美痩鍼と肥満の捉え方

　一般的にお客様が痩身を目的に訪れる先は、エステティックサロンが多く、最初から鍼灸治療院に痩身を目的として来院されるケースは少ないというのが現状です。しかし、美容鍼灸を提案する治療院が増え続けることで、今後は美顔と併せて痩身の相談を受ける可能性は高くなると思います。お客様のニーズに応えるためにも、鍼灸師は肥満に対する必要最低限の知識やアプローチ方法を身に付けておくことが大切だと言えます。この章では、美痩鍼の施術を行う上で、アプローチする機会が多い「肥満」「代謝低下」「便秘」「浮腫」に対する施術について取り上げて紹介したいと思います。

1. 肥満

1) 単純性肥満とは？

　肥満は、人の容姿やスタイルを大きく左右します。そのため、美しさを手に入れたい女性にとって避けては通れない要素の一つだと言えます。肥満には、いくつかの種類や分類があることは説明をしましたが、折橋式美容鍼灸「美痩鍼」が対象となる肥満は、主に単純性肥満になります。ここでは西洋医学的な肥満の原因と中医学的に肥満をどのように捉えて施術を進めていくかについて説明をしていきたいと思います。

2) 単純性肥満の原因

　肥満は、食べ物から摂取されるエネルギーが、基礎代謝や成長、運動などのために使用される消費エネルギーよりも多くなることで、その余ったエネルギーが脂肪となり蓄積されて起こります。肥満のうち 90 ～ 95% の人がこの単純性肥満に該当すると言われています。前述したように単純性肥満は、病気による影響はなく、生活習慣の乱れや食べ過ぎ、運動量の低下が原因で起こります。ここでは、その原因についてもう少し詳しく説明をしたいと思います。

①カロリーの過剰摂取

　霜降りなどの脂質の多いお肉や、ごはん、パン、麺類、甘いお菓子や飲み物などの糖質の多い食べ物、アルコール類などの高カロリー食の過剰摂取や暴飲暴食、深夜の夜食な

どによって摂取カロリーが消費エネルギーを上回ることで、肥満になりやすくなります。

②基礎代謝量の低下

老化や運動不足などによって、筋肉量が減少すると基礎代謝量も低下します。また日常生活において、肉体労働と頭脳労働では消費エネルギーが異なります。運動量が低下することによって消費できるエネルギー量も減少し、肥満になりやすくなります。

③遺伝

目や髪の色などの見た目や性格などは、「塩基」と呼ばれる物質の配列によって決まると言われています。また、人がかかりやすい病気や肥満になりやすい体質などには遺伝子が大きく関わっており、両親や親戚の中に肥満が多いと自分も肥満になりやすいと言われています。

④自律神経系やホルモンのアンバランス

不規則な生活や精神的なストレスが掛りすぎることで、自律神経系やホルモンのバランスが崩れ、これらによって調節されている消化吸収機能にも影響が現れてきます。例えば、消化吸収機能が高まることで、太りやすい体質へと変化していきます。

⑤栄養素の偏り

インスタント食品や冷凍食品中心の食生活を送っていることで、身体にとって必要な栄養素が十分に摂取できていない場合も少なくありません。栄養素の偏りは、体内の様々な働きや基礎代謝量などを低下させたり、病気の原因にもつながります。バランスの取れた食事を取り、健康的な身体づくりを目指すことで、痩せやすい体質を目指しましょう。

3)　単純性肥満に対する中医学的捉え方

中医学で肥満に対する考え方は、古典の記載にもそう多くはありません。昔は、現在と比べて食べ物がこれほど豊富ではなく、また高カロリーの食べ物はほとんどなかったと考えられます。そのため、当時の食生活や環境を考えると肥満に対する鍼灸はあまり行われておらず、肥満は、飽食の時代にいる現代人にとってこそ大きな課題の一つであると思います。中医学において肥満を考える上では、現代の環境や食生活に照らし合わせていくことが重要になります。また飲食の不摂生以外にも体質、遺伝、老化、七情、労逸なども考慮する必要があります。肥満に関与する臓腑として、主に「脾」と「胃」と「腎」などがあり、虚証と実証の両方のタイプが存在すると考えています。ここでは文献などの知識と今までの経験を元に、肥満について考えられる中医学の考え方についていくつかご紹介したいと思います。

4)　主な単純性肥満に対する中医学的分類

　肥満には、実証と虚証の両方のタイプがあります。実証では、なんらかの原因によって脾胃の機能に異常をきたし、食欲が増し、偏った食事によって、消費するエネルギーよりも摂取エネルギーが上回ることで起こる肥満が考えられます。虚証では、気虚などによって基礎代謝が低下しエネルギーを消費する力が低下することによって、消費しきれなかったエネルギーが蓄積されることで起こる肥満が考えられます。

　主な肥満の症状を中医学で分類すると、実証としては、主に痰湿阻滞証、胃熱証の二つが挙げられます。虚証としては、様々な弁証が挙げられますが、ここでは肥満に多い実証のタイプについて説明をし、虚証については、代謝低下や便秘、むくみの説明の中でご紹介したいと思います。

①痰湿阻滞証：長期にわたる食欲の亢進、脂っこいものや甘いものなどの偏食、過度にアルコールを摂取する習慣が元々ある。肌肉にはハリがあるが、体内に痰湿が停滞することで、余分な水分と脂肪の両方が蓄積される肥満のタイプ。

②胃熱証：甘いものや、辛いもの、味付けの濃いものなどを好む傾向があり、食事をしても直ぐに空腹になり、食事の回数も多く摂取カロリーの過剰により、全身的に肥満傾向で特にお腹周りに脂肪が蓄積しやすい肥満のタイプ。

　それではこの二つの分類について一つずつ詳しくみていきたいと思います。

①痰湿阻滞証

　痰湿阻滞証とは、体内に余分な痰湿が停滞している状態を言います。原因としては、食欲亢進による長年の過食や脂肪分や糖分の多い食べ物の偏食、過度のアルコール摂取などが習慣化することで、脾の運化機能に失調をきたし、体内に余分な痰湿が発生します。痰湿は重濁性の性質を持つことから、体内の様々な部位に停滞しやすく、長期にわたり停滞することによって全身の基礎代謝の低下を招きやすくなります。その結果、消費しきれないエネルギーが脂膏と変化し、それが蓄積されることによって肥満の状態になります。このタイプの肥満は、肌肉に痰湿と脂膏が入り混じった状態のため肌肉は硬く、痩せにくい傾向があると考えています。

　鍼灸治療が適応となる一般的な痰湿阻滞証の症状としては、身体の重だるさ、胸苦しさ、腹部のつかえ感、口渇はなく水分を摂ると苦しい、むくみ、痰が多くでる、めまいなどがあります。

　治療法としては、鍼灸治療にて脾経の経穴、同経の兪穴などを選択して治療を行います。

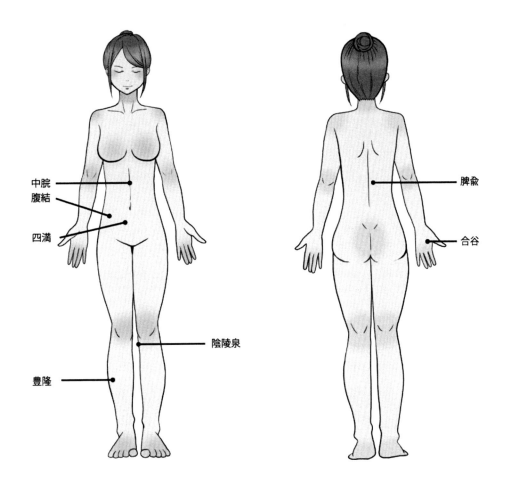

> **治療原則（主な施術方針）**
> 痰湿阻滞証は、痰湿が停滞しているため、余分な痰湿を除去する「去痰降濁」という治療原則を用います。痰湿阻滞証によって起こっている肥満に対し、効果のあるツボとして脾兪、豊隆、陰陵泉、中脘、四満、腹結、合谷などを使用します。

②胃熱証

　胃熱証とは、気機の鬱滞や甘いものや辛いもの、味付けの濃いものや脂っこいものなど刺激性の強い食べ物を好んで過食したことによって胃火が生じ、胃熱が亢進することで起こります。胃熱が盛んになると胃の腐熟作用が活発になるため、食事をしてもすぐに空腹となり食事の回数や量が増える過食傾向になりやすく全体的な摂取カロリーが増えるため太りやすくなります。また胃熱は津液を消耗するため口渇となり、冷たいものを欲するようになります。普段から清涼飲料水などを飲むことで更に太りやすく、肥満体型になりやすいと言えます。

1．肥満

鍼灸治療が適応となる一般的な胃熱証の症状としては、食事をしてもすぐに空腹となる、冷たい飲み物を欲する、便秘、胸やけ、胃の灼熱痛、呑酸、口臭、歯ぐきが腫れて痛む、出血するなどがあります。
　治療法としては、胃に熱が発生しているため基本的には灸療法は用いず、鍼治療にて、胃経の経穴、同経の兪穴、清熱作用を持つ経穴などを選択して治療を行います。

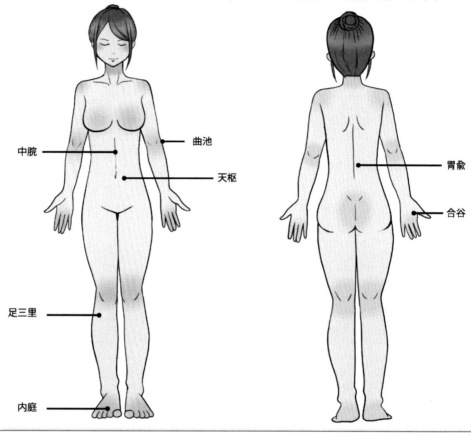

> **治療原則（主な施術方針）**
> 胃熱証は、胃腸に熱が発生することで、過食傾向を招き、肥満の状態を引き起こしているため胃の熱を取り除く「清胃瀉火」という治療原則を用います。胃熱証によって起こっている肥満に対し、効果のあるツボとして、曲池、合谷、足三里、胃兪、中脘、内庭、天枢などを使用します。

2. 基礎代謝低下

1)　基礎代謝とは？

　痩せるための施術を考える上で大切な要素の一つに「代謝」が挙げられます。ダイエットを経験したことがある人は、痩せるためには代謝を上げることが大切だと聞いたことがあると思います。代謝は新陳代謝の略称で、その作用には「同化作用」と「異化作用」の2種類があります。「同化作用」は、体内にエネルギーを保持する合成の役割を持ち、脂肪を体内に蓄える働きもあります。「異化作用」は、老廃物を排泄するためや、体熱を発散するためにエネルギーとしてカロリーを消費する働があります。一般的に、新陳代謝は、異化作用のことを示すことが多いのですが、健康に基づく痩身の施術を行う上では、この二つの働きをしっかりと理解し、普段から代謝の低下を防ぎ、代謝を高めることが重要になると言えます。美痩鍼の施術では、余分な「体重を落とすこと」と「痩せやすい身体づくり」を目指すために、この新陳代謝が少しでも上がるように施術とアドバイスを行います。

2)　基礎代謝低下の原因

　代謝は、エネルギーの保持と消費に関わるため、痩せやすい身体づくりを行うためには、必要不可欠な要素です。基礎代謝が低下していると、一生懸命ダイエットをしていてもなかなか効果が見られず、他の人と同じ食事をしていても自分だけ太ってしまうなどのデメリットがあります。特に誤ったダイエットを行うことで、さらに代謝の低下を招いてしまうこともあります。ここでは肥満に伴う代謝低下の原因について見ていきたいと思います。

①自律神経の失調

　自律神経は、私たちの身体の様々な生理機能を担っており、ダイエットに関係の深い代謝の調整に関わっていると言われています。自律神経の失調は、主に不規則な食生活や、過度のストレスなどによって交感神経と副交感神経のバランスが崩れることで起こります。この二つの神経のバランスが崩れると基礎代謝にも影響が現れ、エネルギーを上手に処理できなくなり、太りやすくなると考えています。

②冷え性

　身体が常に冷えている状態では、普段から熱を産生するためのエネルギーを上手く消費できていないことが考えられます。そのため身体を温められない状態が続くと、基礎代謝も常に低下している状態のため痩せにくい可能性があります。

③筋肉量の低下

代謝は、内臓のうち特に肝臓や脳、筋肉などで活発に行われています。そのため筋力の低下も代謝の低下につながります。ダイエットの際に極端な食事制限を行うことで、脂肪と共に筋力も減少してしまうことがあるので注意が必要です。

④老化

基礎代謝は、10代前半までは上昇していきますが、この時期をピークにそれ以降は年齢を重ねるごとに下降していきます。不規則な生活による睡眠不足や偏食などは老化を早めると言われており、当然、年齢とともに太りやすくなります。

3) 代謝低下に対する中医学的捉え方

中医学には、「代謝低下」という言葉はありません。そのため現代的な知識を中医学の立場で考えるには、私たちの生命活動を維持する上で重要な物質やそれを担う臓器を、中医学の理論に置き換えて考える必要があります。代謝に必要な物質を気血などで考えると代謝低下による肥満は、気滞や瘀血、気血両虚、陽虚などのタイプが挙げられます。また代謝と関与する臓腑としては、「脾胃」や「肝」と「腎」などがあります。このことから代謝低下を気血津液の不足や停滞、臓腑の機能低下として捉え、ここでは様々な文献や私の経験を元に、痩身の施術における基礎代謝低下のタイプにおいて考えられる主な弁証について紹介をしたいと思います。

4) 主な代謝低下に対する中医学的分類

代謝低下によって起こる太りやすく痩せにくい身体の状態には、何らかの原因により肝気の巡りが悪くなり臓腑の働きが低下することで、代謝機能の低下を引き起こすものや、血の循環不良により、全身に栄養がしっかりと巡らず、エネルギーの産生が低下することが原因となるタイプなどが考えられます。また、気血の不足により生命活動を維持するために必要な物質が不足し、全身の代謝が低下する場合や、脾の消化吸収の働きや、腎の成長や発育の働きが低下することでも、基礎代謝が低下しやすくなると考えています。

主な代謝低下の症状を中医学で分類すると、肝気鬱結証、血瘀証、脾腎陽虚証、気血両虚証の、四つのタイプが挙げられます。

①肝気鬱結証：ストレスなどが原因で、気の運行が阻害され、気が全身の代謝に有効的に利用されないために代謝低下を起こしているタイプ。脇胸部や少腹部に脂肪がつきやすく上半身が固太りしやすい。

②血瘀証：何らかの原因により瘀血が形成されることによって血流が悪くなり、代謝に必要な栄養素が全身に行きわたらなくなるために代謝低下を起こしているタイプ。瘀血で血

流が悪くなっている部位に脂肪がつきやすく、ちょっとしたことですぐ太ってしまい固太りしやすい。

③**脾腎陽虚証**：寒さなどによって血流が悪くなると栄養が全身に行き渡らなくなって冷えが生じる。また普段から冷たい飲み物を好み、暴飲暴食などによって脾胃の働きが低下することで身体を温める陽気が不足し身体が冷えることで代謝低下を起こしているタイプ。また余分な水分が体内に滞りやすく特に下半身の水太りになりやすい。

④**気血両虚証**：虚弱体質や、何らかの原因によって気血が不足することによって身体の様々な機能が低下し代謝も悪くなっているタイプ。全体的に脂肪がつきやすく筋肉も少ないため痩せにくい。

それではこの四つの分類について一つずつ詳しくみていきたいと思います。

①肝気鬱結証

　肝気鬱結証とは、主に精神的なストレスやショックなどが原因で、肝の疏泄機能が失調し、気血や津液の運行が低下した状態を言います。全身の気の流れが悪くなることで全体的な代謝低下が起こり太りやすくなっているタイプだと考えています。また血や津液の流れも悪いため老廃物の排泄も悪くなり痩せにくくなります。肝気の流れが悪くなることで、脇胸部や少腹部に張った感覚があり、この辺りに脂肪もつきやすくなると考えられます。また肝気が脾胃に横逆すると、胃脘部の不快感やげっぷ、下痢または便秘などの症状が現れます。これらは気滞による症状ですが、気滞はエネルギー消費の効率も悪くするため、食欲はないのに太りやすい傾向が見られます。

　鍼灸治療が適応となる肝気鬱結証の一般的な症状としては、ため息を多くつく、怒りっぽい、抑うつ、胸脇部・少腹部の張り感、梅核気、女性の場合は、月経不順、月経痛、乳房痛などを伴います。

　治療法としては、鍼灸治療にて、肝経、胆経の経穴、肝経の兪募穴などを選択して治療を行います。

2.　基礎代謝低下　　**35**

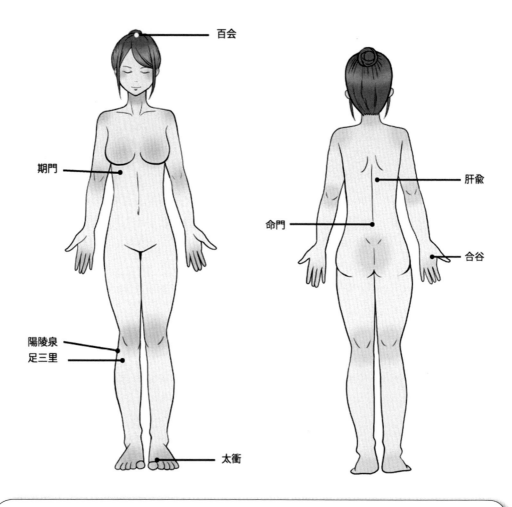

治療原則（主な施術方針）

肝気鬱結証は、ストレスなどにより肝気の流れが悪くなっているため、肝の働きを調節して気の流れをよくする「疏肝理気」という治療原則を用います。肝気鬱結証によって起こっている「代謝低下」と関連する肥満に対し、効果のあるツボとして、肝兪、太衝、陽陵泉、期門などの経穴を使用します。また「代謝低下」の共通穴として百会、命門、足三里、合谷などの経穴を加えます。

②血瘀証

　血瘀証とは、気虚による気の推動作用の低下、または気滞による血の循環不良、血寒による経脈の阻滞、外傷による脈絡の損傷などにより、瘀血が形成されることによって起こります。血液の循環が悪くなり、全身の血の巡りが悪くなると身体に必要な栄養素を隅々まで巡らせることができなくなるために、全体的な代謝低下を引き起こしているタイプだと考えています。血の巡りが悪いために顔色はくすみ、肌の乾燥も伴うことがあります。老廃物の滞りもあるため瘀血が存在している部位に痛みやコリが現れやすく、脂肪が多くついている部位にはセルライトが目立つ傾向があります。

鍼灸治療が適応となる一般的な症状としては、固定性の刺痛（針や刃物で刺されたような痛み）、拒按、顔色は黒っぽく、唇や爪は青紫色、舌は紫暗色を呈し、瘀斑を生じることもあります。また女性の場合は、月経時の出血量は少なく、経血色は紫暗色で血塊を伴うことがあります。
　治療法としては、鍼灸治療にて、肝経、脾経、血に作用する経穴などを選択して治療を行います。

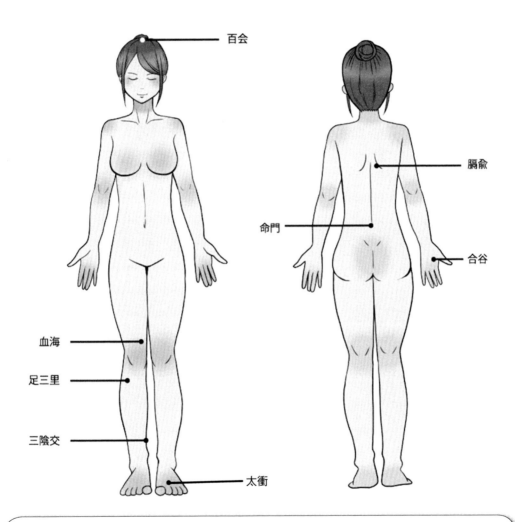

> **治療原則（主な施術方針）**
> 血瘀証は、血の運行が阻害されているため、血の循環をよくする「活血化瘀」という治療原則を用います。血瘀証によって起こっている「代謝低下」と関連する肥満に対し、効果のあるツボとして、太衝、三陰交、膈兪、血海などを使用します。また「代謝低下」の共通穴として百会、命門、足三里、合谷などの経穴を加えます。

2．基礎代謝低下　37

③脾腎陽虚証

　脾腎陽虚証とは、脾陽と腎陽が不足することによって温煦作用が低下し、運化機能の失調や水液代謝の障害が起こっている状態を言います。原因としては、慢性的な疲労や長期にわたる病、長時間雨に濡れる環境にいることなどが挙げられます。そしてこれらの要因によって、腎陽や脾陽が衰退することで、体を温めることができず、全身のエネルギー代謝も低下し、太りやすくなると考えています。

　脾腎陽虚では、全身が冷えやすく、水分も停滞しやすいため全身がぽちゃぽちゃとした水太りになりやすい傾向があります。

　鍼灸治療が適応となる一般的な脾腎陽虚証の症状としては、下腹部の冷えや痛み、手足の冷え、腰や膝のだるさ、むくみ、朝方の下痢などがあります。

　治療法としては、鍼灸治療にて、脾経、腎経の経穴、各々の兪穴などを選択して治療を行います。

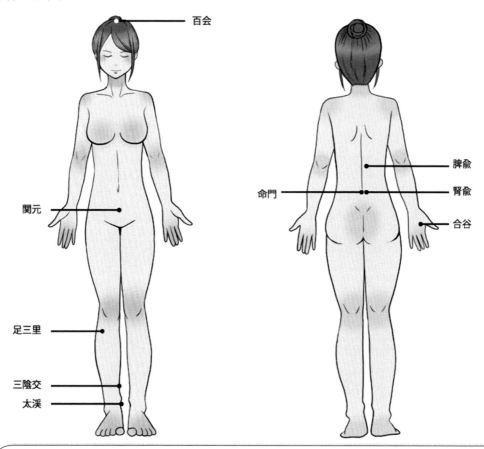

治療原則（主な施術方針）

脾腎陽虚証は、脾と腎の陽虚が原因のため脾と腎を温めるための「温補脾腎」という治療原則を用います。脾腎陽虚証によって起こっている「代謝低下」と関連する肥満に対し、効果のあるツボとして、脾兪、腎兪、三陰交、太渓、関元などの経穴を使用します。また「代謝低下」の共通穴として百会、命門、足三里、合谷などの経穴を加えます。

④気血両虚証

　気血両虚証とは、気虚と血虚の両方が同時に起こっている状態を言います。過労や長期にわたる病気によって気血を損傷、気虚によって血の生成が失調、出産や出血によって気血が消耗されることで起こります。気血は生命活動に必要な物質で、これらが不足することで全身のエネルギー代謝に支障が起こっているタイプだと考えています。エネルギー代謝が十分に行われないことによって、使用できなかった余分なエネルギーは脂肪として蓄積され太りやすくなると考えています。また脂肪は全身的についており、筋肉もつきにくく、痩せにくい傾向があります。

　鍼灸治療が適応となる一般的な気血両虚証の症状としては、息切れ、倦怠感、自汗、不眠、動悸、めまい、顔色は青白いまたはくすんだ暗い黄色などの状態が現れてきます。

　治療法としては、鍼灸治療にて脾経、胃経、任脈の経穴などを選択して治療を行います。

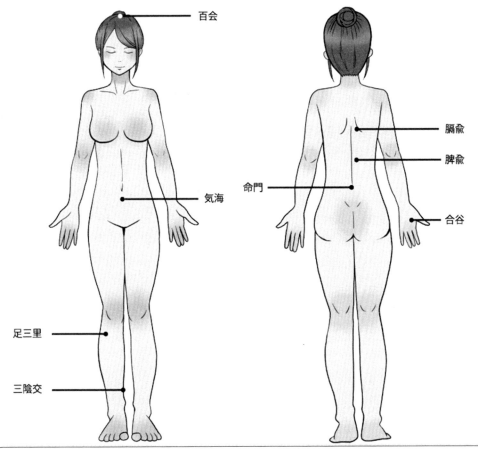

治療原則（主な施術方針）
気血両虚証は、気血の不足による病証であるため、気血を補う「益気補血」という治療原則を用います。気血両虚証によって起こっている「代謝低下」と関連する肥満に対し、効果のあるツボとして、気海、三陰交、膈兪、脾兪などの経穴を使用します。また「代謝低下」の共通穴として百会、命門、足三里、合谷などの経穴を加えます。

2．基礎代謝低下

3. 便秘

1) 便秘とは？

　多くの女性たちが抱える悩みの一つに便秘があります。便秘は美容の天敵とも言われ肌荒れや肥満を招く原因とも考えられています。便秘には急性便秘と慢性便秘があります。急性便秘とは、一過性の便秘を言い過度な食事制限を行ったり、水分を十分に補給せずにいると起こりやすい便秘で、無理なダイエットを行ったことによって起こる便秘もこのタイプに該当すると考えられます。慢性便秘には、弛緩性便秘、痙攣性便秘、直腸性便秘の三つのタイプがあります。弛緩性便秘は、大腸の蠕動運動や筋力が低下して便を押し出す力が弱くなって起こります。痙攣性便秘は、ストレスにより自律神経が乱れて、蠕動運動がうまく働かなくなることで便の通りが悪くなって起こります。直腸性便秘は、便が直腸（便が排出される直前の場所）まで運ばれているにも関わらず、便意が起きないために起こります。定期的に排便が行われないと代謝が低下して太りやすくなります。また便秘によって腸に便が長く滞留すると栄養やカロリーの吸収量も高くなり、また定期的に排便が行われないことによって代謝が低下し、太りやすくなります。当然、脂肪分が多い食べ物や糖分などが多い食事など何を食べているかによっても吸収されるカロリー量は異なると言えます。便秘は鍼灸治療でも十分に効果を出せる症状であり、便秘を改善することは、美痩鍼を行う上でもとても重要なポイントになると考えています。

【便秘の定義】

　排便は、タイミングや排便のリズムなどに個人差があるため、明確に定義することが難しいと言われていますが、日本内科学会では、便秘の定義を、「3日以上排便がない状態、または毎日排便があっても残便感がある状態」としています。「毎日、お通じがない」、「3日に1回しかお通じがない」、また「1週間に1回しかお通じがない」など、便秘に対する認識は人によって異なります。そのため、便秘と判断するための指針となる状態について見ていきたいと思います。

【便秘の状態】

　便秘の状態には、以下のような内容が挙げられています。
① 3日以上お通じがない
② 常にお腹が張った感じがする
③ 便が出てもすっきり感がない（残便感がある）
④ 便意はあるが、なかなか便がでない
⑤ 便が固く、コロコロとしている
これらのうち、ひとつでも該当する症状があれば、便秘として施術を行ってよいと思

います。

2)　便秘の原因

　ここで取り上げる便秘は、何らかの病気によって腸が狭くなり、便の通りが悪くなったことにより起こる器質性便秘ではなく、鍼灸治療でも対応可能な大腸自体に異常はないが、大腸や小腸、胃などの機能低下によって起こる機能性便秘について取り上げます。

　特に便秘は女性に多い症状の一つでもあります。ここでは、女性になぜ便秘が多いのか？ を説明しながらのその原因について説明を加えていきたいと思います。

①女性ホルモン（プロゲステロン）

　便秘には、女性ホルモンが大きく関与していると言われています。女性ホルモンには、エストロゲン（卵胞ホルモン）とプロゲステロン（黄体ホルモン）の2種類が存在しますが、このうち、月経前から分泌が高まるプロゲステロンは、腸の蠕動運動を低下させる作用があると言われています。その結果、便は長期間にわたり腸に停滞します。そしてその間に便から水分が吸収され、ますます排泄しづらくなります。月経前に便秘を訴える女性が多いのは、このような女性ホルモンの影響を受けるためだと考えられます。

【女性ホルモンと便秘の関係】

プロゲステロン分泌増加（排卵後から月経前にかけて） ⇩ 腸の蠕動運動を低下させる ⇩ 腸内で長期にわたって便が停滞する ⇩ 便から水分が吸収され、便は硬くなり、更に便秘の状態となる。

②筋力の低下と筋肉量の減少

　便秘の男女比は、かなりの割合で女性に多いと言われています。女性は男性に比べ、筋肉量が少ないことや筋力が元々弱いという点が挙げられます。腹部の筋力が低下すると、腸の蠕動運動も弱くなり、便を肛門まで送る働きが鈍くなります。そのため便が腸に滞留する時間が長くなり、便秘になりやすいと言われています。

③冷え性

　何らかの原因によって血行がわるくなると栄養素を含んだ血液が隅々まで行きわたらなくなり、冷え性になりやすいと言われています。身体が冷えやすくなることで、内臓の機能や胃や大腸の働きが鈍くなり、便秘になりやすいと言われています。

3.　便秘　41

④食物繊維の不足

　日本人の食物繊維摂取量は、全体的に不足していると言われています。食物繊維には、水溶性食物繊維と不溶性食物繊維の2種類がありどちらも身体にとって必要なものです。この食物繊維が不足すると腸内で善玉菌（乳酸菌）が減少したり、消化吸収機能の低下を起こし、腸内の環境が悪くなるため便秘になりやすいと言われています。

⑤ストレス

　過度なストレス、精神的な緊張状態は、交感神経を興奮させるため、自律神経の乱れを引き起こします。内臓は交感神経が優位になるとその働きは低下し、副交感神経が優位な時に良く働きます。そのため過度なストレスは、腸の蠕動運動を低下させ便秘を招きやすいと言われています。

⑥運動不足

　排便には腸の蠕動運動が重要な働きをしており、腹部の筋肉が大きく関係してきます。運動不足により筋力が低下することで、腸の蠕動運動も低下するため腸の便を押し出す力が弱まり便秘に繋がりやすくなります。

3)　便秘に対する中医学的捉え方

　中医学では「便秘」を大便秘結と呼び、主に四つのタイプに分類して治療を行っています。この四つのタイプの便秘には、熱（胃熱）の亢進が原因となって起こる「熱秘」、肝気の滞りが原因となって起こる「気秘」、気虚、血虚などの虚証が原因となって起こる「虚秘」、腎陽の不足が原因となって起こる「冷秘」があります。また便秘と大きく関与する臓腑としては、「肝」、「胃」、「腎」などが挙げられます。ここでは、文献からの知識と今までの私の経験を元に、実際にダイエットの際に便秘の悩みを抱える方のタイプを参考に主な中医学的弁証についてご紹介したいと思います。

4)　主な便秘に対する中医学的分類

　肥満に関係する便秘には、実証と虚証のタイプがあります。実証では、胃の鬱熱が旺盛になることにより津液が損傷して便が固くなって便秘になるもの、肝気の巡りが悪くなることによって、便の通りが悪くなり便秘になるものなどのタイプが考えられます。虚証では、気の不足によって腸の便を押し出す力が低下し便秘になるもの、血の不足によって腸を潤すことができず結果として便が固くなって便秘になるもの、腎陽が不足することで腸が冷えて働きが低下することで便秘になるものなどのタイプが考えられます。

　主な「便秘」による肥満のタイプを中医学で分類すると以下のように、実証としては、胃熱証（熱秘）、肝気鬱結証（気秘）、虚証としては、気虚証・血虚証（虚秘）、腎陽虚証（冷秘）の四つに分けることができます。

42　　第4章　美痩鍼と肥満の捉え方

①**胃熱証**：辛い物など刺激物の過食や陽気が旺盛の体質、また熱病などによって津液が損傷されることによって胃腸に熱や火が発生し便秘が起こるタイプ。また食欲が旺盛のため摂取エネルギーが過剰になり、お腹の周りに脂肪が蓄積しやすいタイプの肥満。

②**肝気鬱結証**：精神的なストレスなどによって、気の流れが悪くなり、大腸の便を送り出す伝導作用が上手く働かず、便が滞ることで便秘が起こるタイプ。またストレスによって過食傾向になっていることもあり、脇胸部や少腹部に脂肪がつきやすく上半身が固太りしやすいタイプの肥満。

③**気虚証・血虚証**：産後や過度の疲労、または加齢によって気や血が不足し、気虚の場合は、大腸の伝導作用が低下することで便秘が起こり、血虚の場合は、大腸に潤いが失われることで、便が硬くなり、便秘が起こるタイプ。気血の不足により、大腸の働き以外にも身体全体の機能が十分に働かないため、老廃物なども体内に滞りやすくなり、痩せにくくなっているタイプの肥満。

④**腎陽虚証**：虚弱体質や過度な疲労、加齢によって、腎陽が不足し、身体を温める作用が低下することで、大腸が温められず、便を押し出す力が低下することで便秘が起こるタイプ。陽虚によって全身のエネルギー代謝が低下することで、特に下半身の冷えが強く、下半身に脂肪がつきやすく、太りやすくなっているタイプの肥満。

　それではこの四つの分類について一つずつ詳しくみていきたいと思います。

①胃熱証

　胃熱証とは、気機の鬱滞や甘いものや辛いもの、味付けの濃いものや脂っこいものなど刺激性の強い食べ物を好んで過食したことによって胃火が生じ、胃熱が亢進することで起こります。胃熱の亢進が大腸に及ぶと、大腸の津液が消耗し、潤いが失われることによって便が乾燥し、通りが悪くなります。また長期にわたり腸に便が存在することにより、便からは陰分が失われ、さらに便が硬くなり、便意をもよおしてもなかなか排便ができない便秘になります。

　鍼灸治療が適応となる一般的な胃熱証の症状としては、便秘、食事をしてもすぐに空腹となる、冷たい飲み物を欲する、胸やけ、胃の灼熱痛、呑酸、口臭、歯ぐきが腫れて痛む、出血するなどがあります。

　治療法としては、胃に熱が発生しているため基本的には灸療法は用いず、鍼治療にて、胃経の経穴、同経の兪穴、清熱作用を持つ経穴などを選択して治療を行います。

3．便秘　43

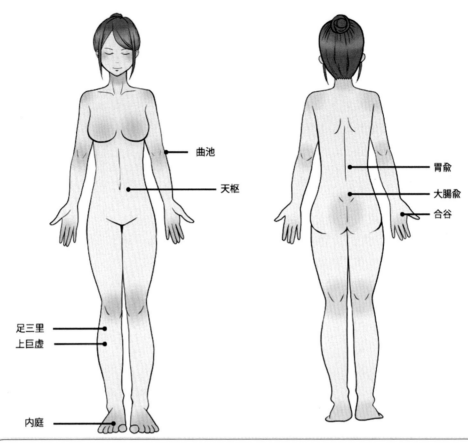

> **治療原則（主な施術方針）**
> 胃熱証は、胃腸に熱が発生することで、腸の潤いが失われ、便秘の状態を引き起こしているため胃の熱を取り除く「清胃瀉火」という治療原則を用います。胃熱証によって起こっている「便秘」と関連する肥満に対し、効果のあるツボとして、曲池、合谷、胃兪、内庭などの経穴を使用します。また「便秘」の共通穴として足三里、上巨虚、天枢、大腸兪などの経穴を加えます。

②肝気鬱結証

　肝気鬱結証とは、主に精神的なストレスやショックなどが原因で、肝の疏泄機能が失調し、気血や津液の運行が低下した状態を言います。気の流れが悪くなることで大腸の伝導作用が低下すると大腸にある便をうまく送り出すことができなくなります。肝気の流れが悪くなることで、脇胸部や少腹部に張った感覚があり、特に少腹部周辺に便が詰まりやすいと考えられます。また肝気が脾胃に横逆すると、胃脘部の不快感やげっぷなどの症状が現れてきます。

　鍼灸治療が適応となる一般的な肝気鬱結証の症状としては、ため息やげっぷが多く、怒りっぽい、抑うつ、胸脇部・少腹部の張り感、梅核気、女性の場合は、月経不順、月経痛、乳房痛などを伴います。

　治療法としては、鍼灸治療にて、肝経、胆経の経穴、肝経の兪穴などを選択して治療

を行います。

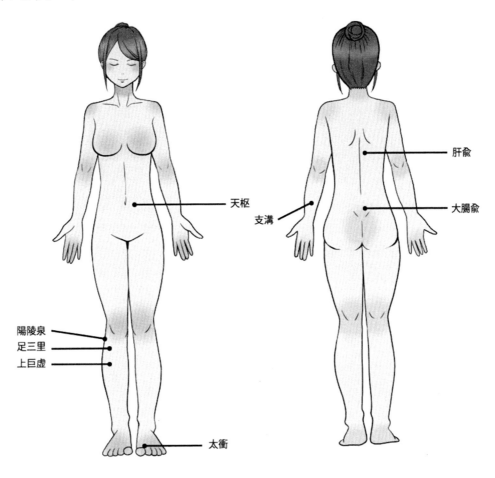

> **治療原則（主な施術方針）**
> 肝気鬱結証はストレスなどにより肝気の流れが悪くなっているため、肝の働きを調節して気の流れをよくする「疏肝理気」という治療原則を用います。肝気鬱結証によって起こっている「便秘」と関連する肥満に対し、効果のあるツボとして、太衝、陽陵泉、肝兪、支溝などの経穴を使用します。また「便秘」の共通穴として足三里、上巨虚、天枢、大腸兪などの経穴を加えます。

③気虚証・血虚証

　気虚証・血虚証とは、虚弱体質や疲労の蓄積、老化などによって気血が不足した状態を言います。気虚証では、全身的に気が不足し大腸の伝導作用がうまく働かなくなると大腸にある便を送り出すことができなくなるため便秘になります。また便意はあるが便は出にくく、残便感が残る特徴があります。血虚証では、血に含まれている陰分が不足することによって、大腸の潤いが失われ乾燥した状態となり、便の通りも悪くなります。また便秘の期間は長く、便は硬く兎糞状を呈するという特徴があります。

鍼灸治療が適応となる一般的な気虚証の症状としては、脱肛や息切れ、自汗、疲れやすく、常に疲労感があるなどがあります。また一般的な血虚証の症状としては、顔色は白っぽく、つやがない、唇や爪が白っぽい、心悸やめまいなどがあります。
　治療法としては、鍼灸治療にて、脾経、同経の兪穴の他に補気や補血の効果のある経穴を選択して治療を行います。

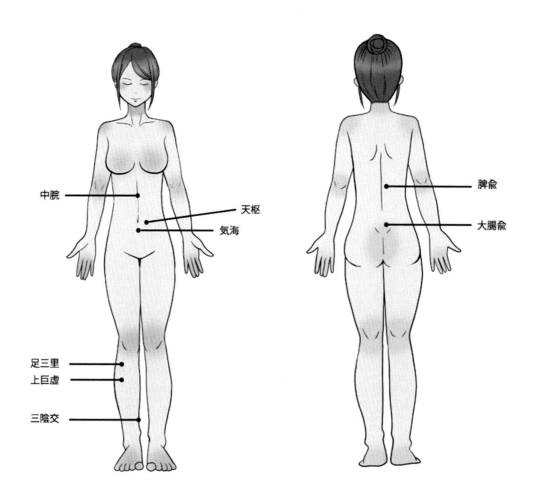

気虚証

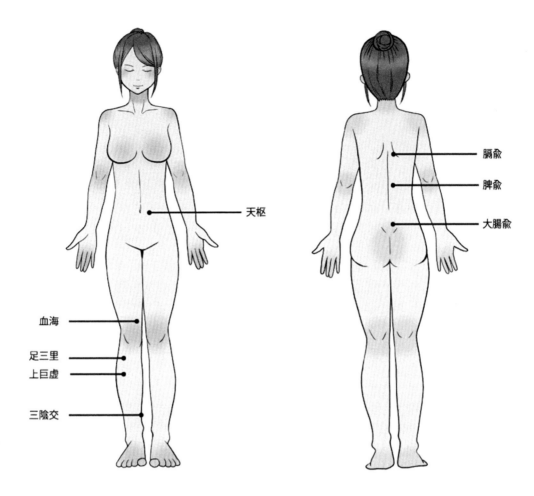

血虚証

> **治療原則（主な施術方針）**
> 気虚証、血虚証は、気血が不足している状態のため、気血を補う「補益気血」という治療原則を用います。気虚証によって起こっている「便秘」と関連する肥満に対し、効果のあるツボとして、脾兪、中脘、三陰交、気海などの経穴を使用します。血虚証によって起こっている「便秘」と関連する肥満に対し、効果のあるツボとして、膈兪、脾兪、血海、三陰交などの経穴を使用します。また気虚証、血虚証のどちらも「便秘」の共通穴として足三里、上巨虚、天枢、大腸兪などの経穴を加えます。

④腎陽虚証

　腎陽虚証とは、虚弱体質や疲労の蓄積、老化などによって腎陽が不足し、身体を温める温煦作用が低下した状態を言います。腎陽が不足すると、温煦作用が低下するため、手足の冷え、腰や膝の冷えが起こり、また水分の代謝がうまく行われないため下半身のむくみなども起こります。そして大腸に冷えが入ると蠕動運動が低下し便を押し出す力が弱まるため便秘になります。乾燥便、または軟便であっても排便は渋りやすく困難な傾向があ

3．便秘　47

ります。

　鍼灸治療が適応となる一般的な腎陽虚証の症状としては、顔色がすぐれない、寒がり、手足の冷え、腰膝の冷えやだるさ、陽痿・不妊、下肢のむくみなどがあります。

　治療法としては、鍼灸治療にて、腎経の経穴、同経の兪穴などを選択して治療を行います。

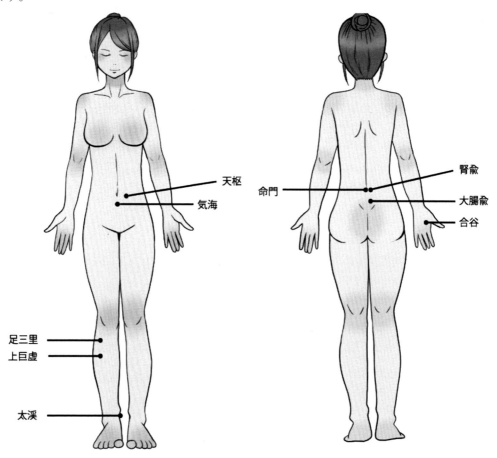

治療原則（主な施術方針）
腎陽虚証は、腎陽の不足によって、温煦作用が低下し、大腸に陰寒が凝結し、伝導機能の低下によって、便秘の状態を引き起こしているため腎陽を補う「温補腎陽」という治療原則を用います。腎陽虚証によって起こっている「便秘」と関連する肥満に対し、効果のあるツボとして、腎兪、命門、気海、太渓、合谷などの経穴を使用します。また「便秘」の共通穴として足三里、上巨虚、天枢、大腸兪などの経穴を加えます。

4. 浮腫（むくみ）

1) むくみとは？

　むくみは、専門用語で「浮腫」と呼ばれており、多くの女性たちが抱える悩みの一つでもあります。またむくみとは、リンパ液の流れが悪くなって起こる症状であり、水分代謝の低下が考えられます。ここで取り上げるむくみとは、肥満の状態に余分な水分が溜まっている、水太りとして考えています。水太りは、外見上もぽっちゃりして見えてしまうことや、体重増加にも関係が深いため、痩身を目的とした施術を考える上では、解決すべきトラブルの一つに挙げられると思います。ここで取り上げるむくみとは、あくまでも深刻な問題を抱えた病的なむくみではなく、何らかの原因により一時的に起こっているものや、体の水分代謝が乱れ、組織液がなかなか血管に戻らず細胞間隙に溜まった状態のものとして捉え説明をしていきます。

2) むくみの原因

　むくみとは、組織間液が異常に増加した状態を指し、リンパ液の滞りや静脈の詰まりなどが起こった場合、毛細血管内の圧力が高まった場合、そして血管内のタンパク質濃度が低下した場合などに全身あるいは身体のある部分に水分が留まって起こる症状です。身体の隅々で枝分かれした毛細血管には圧力が掛っており、血管内の水分は、血管内から外に出ようとする働きと、同時に血管内のタンパク質によって、浸透圧が働き、水分を血管内に留めようとする二つの働きによって保たれています。この二つの働きが、バランスよく働いていれば、むくみは起こらないのですが、アンバランスな状態を生じることでむくみが起こると考えられています。ここでは、この二つの働きにアンバランスが生じる原因についてもう少し詳しく説明をしていきたいと思います。

①冷え性

　冷え性には、血液の循環を悪くする傾向があり、血液循環が悪いと必要な栄養素を細胞に送り届けることができず、余分な水分や老廃物を回収することができないため、全身や手足にむくみが生じやすくなると考えられます。

②塩分の取りすぎ

　塩分を過剰に摂取すると、その濃度を下げるために水分を多く取り込むようになります。その結果、組織間液が増加し、毛細血管内の水分が増えすぎることで、血管内の圧力が高まり、血管内から水分が染みだしてむくみが生じやすくなります。

③運動不足

筋肉は、血液循環を担うポンプのような働きをしています。しかし、運動不足などによって筋肉量が減少すると血液循環も低下し、必要な栄養素を細胞に送り届けることができず、余分な水分や老廃物が体内に滞りやすくなり、その結果、むくみが現れやすくなると考えられます。

④自律神経系やホルモンのアンバランス

自律神経のうち交感神経が優位になることで、血管の収縮が起こります。なんらかの原因で常に交感神経が優位になり血管が収縮する状態が続くと血液循環が悪くなり、余分な水分が体内に滞りやすくなります。また女性ホルモンのうち、黄体ホルモンは、水分を体内に留めるように働くため、生理の前は、むくみやすくなると考えられています。

3)　むくみに対する中医学的捉え方

中医学では、むくみのことを「水腫」と言い、手足や顔、まぶたなど、ある特定の部位に起こるものから全身に起こるものまであります。美痩鍼の施術を受けにいらっしゃるお客様が抱えているむくみの多くは、水分の取り過ぎや運動不足、冷え性などが原因で起こっているものが多いため、適切な鍼灸施術を行い、普段の生活を見直すことで解決できるケースは少なくありません。

むくみによって常に身体に余分な水分が停滞しているために代謝低下が起こり痩せにくくなったり、むくみ自体が原因で身体にメリハリがなく、ぽっちゃりとした外見に見えてしまう肥満などが考えられます。むくみと関与する臓腑としては、「肺」や「脾」、「腎」などがあります。急性のものは、肺と関係し、慢性のものは脾と腎が関与し、水液代謝の低下が起こることが多いと考えられています。

4)　むくみに対する中医学的分類

美痩鍼の施術を受けに来院される女性に多いむくみとしては、冷えを伴っているものが多く、寒邪や湿邪が人体に侵襲することによって起こるむくみや、陽気不足によって脾胃や腎の水分代謝の機能が低下することによって起こるむくみがあると考えています。

主なむくみの症状を中医学で分類すると、寒湿困脾証、腎陽虚証、脾腎陽虚証の3つが挙げられます。

50　　第4章　美痩鍼と肥満の捉え方

①寒湿困脾証：雨に濡れた環境に長時間晒されたり、普段から冷たい飲み物の過飲や生ものを過食することで起こるむくみ。身体全体が重だるく、頭も締め付けられるような重い感覚があり、全身的に軽度のむくみが起こりやすい。

②腎陽虚証：慢性的な疲労や老化、他の臓腑の陽気不足などの影響が原因となり起こるむくみ。冷えを伴うと共に尿量の減少などによって下半身にむくみが起こりやすい。

③脾腎陽虚証：慢性的な疲労や水邪に侵されることで腎の温煦作用が低下し、また気の不足や冷たいものの過食による脾陽が不足するなどが原因で起こるむくみ。陽気不足のため冷えの症状と共に下痢や下半身にむくみが起こりやい。

　それではこの三つの分類について一つずつ詳しくみていきたいと思います。

①寒湿困脾証

　寒湿困脾証とは、寒邪、湿邪が体内に侵襲することによって、脾陽の働きが低下し、脾の運化機能が失調している状態を言います。長時間、雨に晒される環境や、湿度の多い環境で生活や仕事をすることや普段から、冷たい飲み物や食べ物を過食する傾向があることで、脾の運化機能に失調をきたし、体内に余分な水分が停滞すると考えます。

　湿邪が経絡に阻滞することで、体が重だるくなったり、湿邪が上部に滞り、気の運行を妨げることによって頭部に十分な栄養が行きわたらず、頭重感などが現れてきます。また脾の運化機能が失調することによって水湿が全身に停滞しやすくなり、むくみの症状が現れてきます。このタイプのむくみは、局所的というより全身に現れることが多く、脂肪の蓄積による肥満というより、余分な水分が体に溜まっているいわゆる水太りタイプと考えられます。

　鍼灸治療が適応となる一般的な寒湿困脾証の症状としては、食欲不振、口が粘る、体の重だるさ、頭重感、むくみ、悪心・嘔吐、腹痛、泥状便などがあります。

　治療法としては、鍼灸治療にて、脾経、胃経の経穴などを選択して治療を行います。

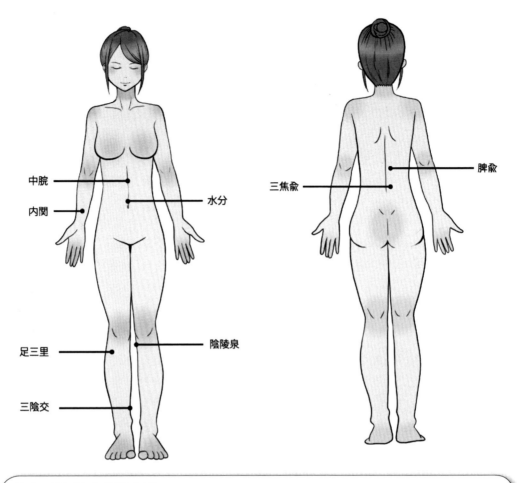

> **治療原則（主な施術方針）**
> 寒湿困脾証は水湿が停滞しているため、余分な水湿を除去する「運脾化湿」という治療原則を用います。寒湿困脾証によって起こっている「むくみ」と関連する肥満に対し、効果のあるツボとして脾兪、足三里、中脘、内関、三陰交などを使用します。また「むくみ」の共通穴として三焦兪、水分、陰陵泉などの経穴を加えます。

② 腎陽虚証

　腎陽虚証とは、腎陽が消耗し、温煦作用が低下することで、水液を温めることができず、水液代謝も失調している状態を言います。原因としては、慢性的な疲労や長期にわたる病、老化、他の臓腑の陽気不足などの影響によって、腎陽が消耗することで、腎陽の蒸騰気化作用（水分を温め、水蒸気として全身に巡らせる働き）が失調すると、排尿に異常をきたします。水液が気化されないまま排泄されると、頻尿や多尿となり、膀胱から排泄される作用が衰えると尿量が減少し、体内に余分な水分が停滞し、むくみとなって現れてきます。

また温煦作用が低下することによって手足の冷えや腰部の冷えやだるさ、水液が腹部に停滞することで、腹部膨満などの症状も引き起こします。このタイプのむくみは、特に下半身に現れることが多く、足首がすっきりしないなど、下半身がぽちゃぽちゃとした水太りタイプと考えられます。

　鍼灸治療が適応となる一般的な腎陽虚証の症状としては、寒がり、手足の冷え、腰・膝の冷えやだるさ、顔色が白い、不妊症、下半身のむくみなどがあります。

　治療法としては、鍼灸治療にて腎経、同経の兪穴などを選択して治療を行います。

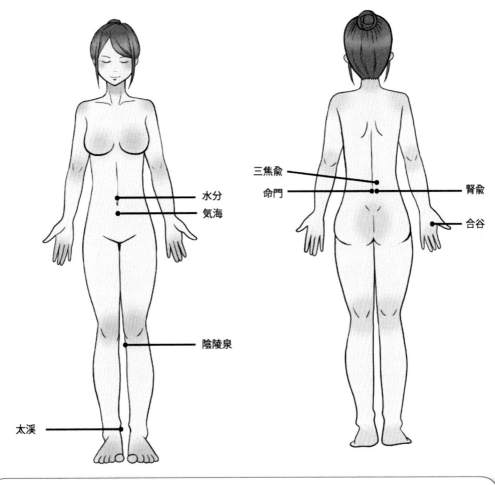

> **治療原則（主な施術方針）**
> 腎陽虚証は腎陽が不足しているため、腎陽を補う「温補腎陽」という治療原則を用います。腎陽虚証によって起こっている「むくみ」と関連する肥満に対し、効果のあるツボとして腎兪、命門、太渓、合谷、気海などを使用します。また「むくみ」の共通穴として三焦兪、水分、陰陵泉などの経穴を加えます。

4．浮腫（むくみ）

③ 脾腎陽虚証

　脾腎陽虚証とは、脾と腎の陽気が不足することによって温煦作用が低下し、運化機能の失調や水液代謝の障害が起こっている状態を言います。原因としては、慢性的な疲労や長期にわたる病、長時間雨などに濡れる環境に晒されるなどによって、腎陽が衰退することで、気化作用が低下すると水湿の停滞を招き、また脾陽が衰退することで、運化機能が低下し水湿の貯留を引き起こします。

　脾腎陽虚では、全身が冷えやすく、水分も停滞しやすいため、様々な身体の機能が低下しやすく、痩せにくいタイプだと言えます。このタイプのむくみは、全身的にむくみが現れるため、身体全体がぽちゃぽちゃとした水太りになりやすい傾向があります。

　鍼灸治療が適応となる一般的な脾腎陽虚証の症状としては、下腹部の冷えや痛み、手足の冷え、腰や膝のだるさ、むくみ、朝方の下痢などがあります。

　治療法としては、鍼灸治療にて、脾経、腎経の経穴、各々の兪穴などを選択して治療を行います。

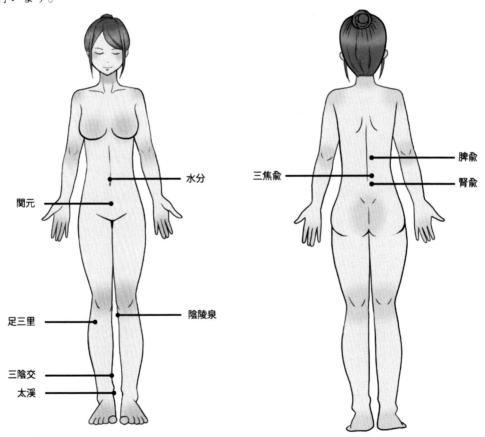

治療原則（主な施術方針）
　脾腎陽虚証は、脾と腎の陽虚が原因のため脾と腎を温める「温補脾腎」という治療原則を用います。脾腎陽虚証によって起こっている「むくみ」と関連する肥満に対し、効果のあるツボとして、脾兪、腎兪、三陰交、足三里、太渓、関元などの経穴を使用します。また「むくみ」の共通穴として三焦兪、水分、陰陵泉などの経穴を加えます。

本章では、主に痩身を目的とした鍼灸治療の考え方として、「肥満」をベースに「代謝低下」、「便秘」「浮腫」の四つについて解説をしました。これらの知識は今まで施術を行ってきた中で、少しずつまとめてきた内容になります。実際には、肥満に対する鍼灸治療は、まだまだ今後の取り組みが必要だと感じています。今回は、これから痩身のための美容鍼灸を行いたいと考える方のためになるべくわかりやすく必要最低限の知識をご紹介してきました。これらの内容を参考にして施術の中で活かすことができれば、痩身のための鍼灸治療を提案できると思います。まずはお客様が太ってしまう、もしくは痩せにくい原因はどこにあるのか？西洋医学の知識と中医学の知識の両方で捉えることが必要だと考えています。しかし西洋医学と中医学では、肥満に対する概念や捉え方が異なり、すべてが当てはまる訳ではありません。そのためお客様とのカウンセリングによって得られた情報を元に、心身の状態がどのような状態なのか？を考えられる能力がとても重要です。またお客様の状態によっては、今回ご紹介した中医学の弁証以外の証を立てる場合も考えられます。今回ご紹介した弁証が基本の弁証となりますので、これらを参考にして実際の臨床の中で役立ててみて下さい。

第5章 美痩鍼のための鍼灸基礎知識

　折橋式美容鍼灸では、できる限り少ない刺激で心地よい刺鍼技術を目指しています。刺激量について考えると細い鍼よりも太い鍼の方が刺激量は、当然強くなります。強い刺激は身体に作用する力も強くなりますが、強すぎる刺激はかえって身体に負担をかける場合もあります。また美痩鍼の施術においては通常の鍼灸治療にプラスして痩身トリートメントも行うため、全体的な刺激量についても注意が必要です。お客様にとって適切な刺激量を考えてなおかつ効果が得られるような技術を身につけることがプロとして大切なことだと考えています。ここでは美痩鍼を行うために必要な鍼灸の基礎知識について紹介したいと思います。

1. 美痩鍼で用いる鍼

　ここでは、折橋式美容鍼灸「美痩鍼」で、体幹部に対して使用する鍼についてご紹介したいと思います。鍼の番手についてはなるべく細いものから使用し、お客様の体質に合わせて必要であれば少しずつ番手を上げるようにしています。

1） 身体の鍼

　身体への刺鍼には、通常、セイリンのJSPの1寸から1寸6分の1番から3番の鍼を使用します。お客様の体質やお身体の状態、刺鍼部位、施術の目的によって適宜番手を変えて使用しています。また鍼が全く初めてのお客様の場合には、最初に細い鍼を使用し、感受性を見極めながら番手を変更することも大切です。

2） 灸頭鍼

　美痩鍼では、必要に応じて灸頭鍼を行います。鍼はセイリンLタイプの1寸6分の3番を使用します。鍼がたわまないように、鍼体の1/3程度刺入するようにします。鍼柄に

つける艾は直径1.5センチ程度の大きさに丸めてから半分に割り、鍼柄を挟むようにくっつけます。艾に火をつける際には艾の下方から線香で火を付けるようにします。

2. 体幹部の刺鍼法

次に美容鍼灸の施術における体幹部の基本的な刺鍼法についてみていきます。

1) 前揉撚

前揉撚は内出血や様々なトラブルの回避と切皮痛を緩和するために必ず行います。刺入部位に術者は指腹を当て、皮膚に軽く圧を加える程度の力で丁寧に前揉撚を行います。特に筋緊張が強い部位は、切皮痛や響きが起こりやすいので丁寧に前揉撚を行いましょう。

2) 消毒

体幹部の消毒には、通常の鍼灸治療で使用するようなアルコール系の消毒液を用います。ただし、肌が敏感な人などは抜鍼後の消毒液が染みたり、赤くなってしまうこともあるため、アルコール系の消毒液に代るものとして、オスバン（商品名）と呼ばれる塩化ベンザルコニウム液を希釈して使用する場合があります。

3) 押手の作り方

体幹部では、無理のない安定した押手を作る技術が必要になると言えます。押手圧については強すぎると不快感を与え、鍼管の尖りに違和感を感じさせることがあります。また逆に圧が弱過ぎると切皮痛を伴う場合もあります。術者が思っている方向に鍼を綺麗に打つには、押手圧がとても大切になります。どの刺鍼部位においてもほどよい圧を加えられるように心がけましょう。

4) 弾入法

基本的に、体幹部の弾入は鍼管を叩かずに3〜5回で行うことが望ましいと言えます。数回に分けて弾入することで皮下への刺激が少なく、毛細血管への損傷や痛みの軽減にもつながります。この弾入は指や手首のスナップを上手く効かせて痛みの少ない切皮を行う必要があります。

5) 刺手の作り方

刺手は刺鍼技術においてとても重要な要素の一つになります。皮下に鍼を刺入したあと、目的の深さまで鍼を送り込みます。細い鍼の場合は鍼体がたわまないように鍼の強度と送り込む力のバランスを上手にとれる感覚が求められます。

6) 置鍼法

基本的に、体幹部の置鍼時間は、10分から15分とし、鍼の本数や全体の治療時間のバランスに合わせて調節します。お客様の傍を離れる場合には、必ず現在の状況（鍼の入っている部位など）を伝え、どのくらいの時間置鍼するのかを伝えてから離れるようにします。

7) 抜鍼法

軽く刺手で鍼柄を摘み、綿花を当てた押手で皮膚を圧迫するようにして鍼を抜きます。どちらかというと意識は、押手で皮膚を押し下げ、鍼を引き上げる感じで行います。

8) 圧迫法（後揉撚）

抜鍼した後、刺鍼部位を指腹で軽く圧迫し、内出血が起こっていないかを確認しながら後揉撚を行います。もし、内出血が起こった場合には、そのまま綿花を当て圧迫を30秒〜1分程度行い、出血が止まったことを確認できるまで圧迫を続けます。

3. 美痩鍼で用いる灸

ここでは、折橋式美容鍼灸「美痩鍼」で、体幹部に対して使用する灸についてご紹介したいと思います。美容鍼灸の場合には、火傷は厳禁です。そのため温灸や箱灸、棒灸などを使用します。

1) 箱灸による痩身効果

箱灸とは、木製の箱型に模られた道具を用いて行う灸療法です。箱の内部に網が設置されており、その上でモグサ、または炭化モグサを燃焼させるため火傷や灸痕が残ることなく、温熱刺激を与えることができます。また箱の上部に蓋を乗せ、密閉することによって熱刺激が外に漏れず、通常の灸法より、広範囲で温熱刺激を与えることができ、かつ熱量も蓋の開閉により調節することが可能となります。折橋式美容鍼灸「美痩鍼」の施術において箱灸を用いる理由としては、第一に、蓄積された脂肪が燃焼しやすいように筋肉や体質の状態を整えるためです。箱灸は、比較的広い範囲に対して全体的に熱刺激を与えることができるため「面の刺激」として考えています。腹部を深部から温め、内臓機能を活

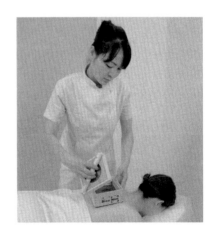

性化することで、全身の代謝を上げることができると考えています。体が内部から温められることで、全身の血流が良くなり、新陳代謝を高めることで、少しずつですが痩せやすい身体作りを目指していくことができます。また女性の場合、生殖器を守ろうとするために下腹部に脂肪が付きやすい傾向にあると言われています。特に腹部の脂肪が厚く、また腹部を触った際に、表面がひんやりしている場合は、この箱灸を用いて施術を行うことによって、むくみや冷え性の改善が期待でき、全体的に痩身効果を得られることが多いようです。

2) 無煙で箱灸を行うには

美容目的の施術を行う治療院や施設の環境によっては、お灸を燃焼させた際に出る煙が嫌厭されることが少なくありません。そのような場合には、無煙の炭化モグサの使用をお勧めしています。折橋式美容鍼灸「美痩鍼」の施術では、箱灸にモグサではなく、釜屋もぐさの「温暖」を用いて施術を行っています。箱灸内の網の上に温暖を5～6個置き、燃焼させると、徐々に腹部内にまで温かさが浸透してきます。炭化モグサの燃焼時間は、通常約12分ほどと言われていますが、箱灸のように密閉された中で燃焼させることによって、通常より長く、温熱刺激が持続します。また一度腹部内に到達した温かさの感覚は、炭化モグサの火が消えた後も持続し、全身の血行が良くなることによって、お風呂上がりのようなポカポカとした感覚を得ることができます。

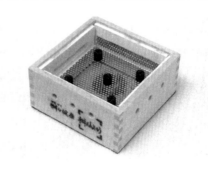

4. 美容鍼灸で使用する経穴

ここまでは美容鍼灸の施術を行う前に必要な基礎知識についてご紹介してきました。ここからいよいよ美痩鍼の施術について説明をしていきます。美容を目的とした施術であっても鍼灸の施術であるからには、お客様の身体の状態を把握し、全身的な治療を行います。そのため痩身の施術を行う前には必ず鍼灸治療を行います。普段の生活の中で美容の妨げになっている不調の原因を見つけ、お身体のアンバランスを整えた上で、痩せるための施術を行っていきます。美痩鍼で考えられる肥満に対する弁証については、前の章でくわしく説明をしました。ここでは美痩鍼の鍼灸治療として基本となる経穴を挙げて、取穴方法や刺鍼方法についてご紹介したいと思います。

① 美腕のための鍼「上肢の経穴」

上肢の経穴としては主に曲池、手五里、臂臑、侠白、肩貞、臑会、天宗、孔最、手三里などを使用します。

1 曲池

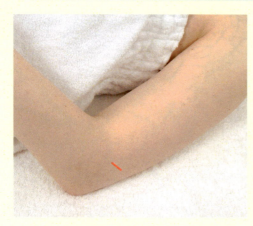

経穴の位置
肘を深く曲げてできる肘窩横紋外端の陥凹部に取る。

主な効能
消化器系、頭顔面部などの症状改善

備考
鍼の角度は直刺　灸も可

2 手五里

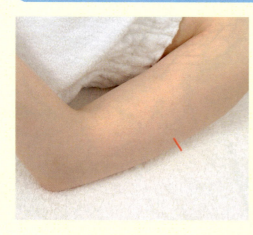

経穴の位置
曲池の上方3寸で、上腕三頭筋の外側縁に取る。

主な効能
呼吸器系、消化器系などの症状改善

備考
鍼の角度は直刺　灸も可

3 臂臑

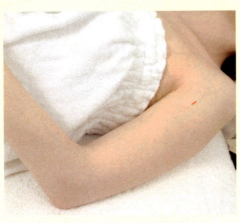

経穴の位置
肩髃の下方3寸で、三角筋の前縁に取る。(曲池の上方7寸に取る)

主な効能
目の疾患や、頭顔面部などの症状改善

備考
鍼の角度は直刺または上方に向けて斜刺
灸も可

4 侠白

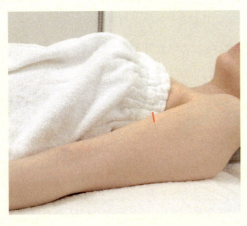

経穴の位置
上腕二頭筋の外側縁で腋窩横紋前端の下方4寸に取る。

主な効能
呼吸器系、消化器系などの症状改善、汗斑(あせも)などの改善

備考
鍼の角度は直刺　灸も可

5 肩貞

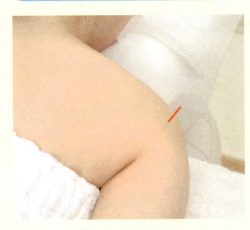

経穴の位置
肩関節の後下方で、腋窩横紋後端の上方1寸に取る。

主な効能
腕・肩周囲の痛み、頭顔面部などの症状改善

備考
鍼の角度は直刺　灸も可

① 美腕のための鍼「上肢の経穴」

4.　美容鍼灸で使用する経穴

6　臑会

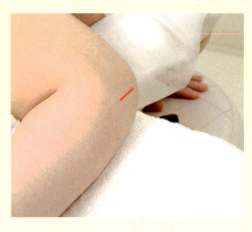

経穴の位置
上腕の後面にあり肩峰角の下方3寸で、三角筋の後下縁に取る。

主な効能
肩関節周辺の痛みやだるさなどの症状改善

備考
鍼の角度は直刺　灸も可

7　天宗

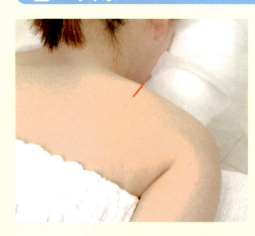

経穴の位置
肩甲棘中央と肩甲骨下角を結ぶ線を3等分し、肩甲棘から3分の1の部位に取る。

主な効能
肩関節周辺の痛みやだるさなどの症状改善

備考
鍼の角度は直刺　灸も可

8　孔最

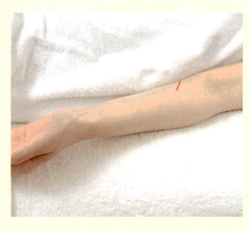

経穴の位置
尺沢と太淵を結ぶ線の中点の上方1寸に取る。

主な効能
痔の改善、頭顔面部、呼吸器系などの症状改善

備考
鍼の角度は直刺　灸も可

⑨ 手三里

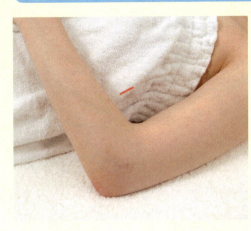

☯ 経穴の位置
曲池の下方2寸に取る。

主な効能
頭顔面部、消化器系などの症状改善、歯痛、風邪の改善

備考
鍼の角度は直刺　灸も可

② 美腕のための鍼「デコルテの経穴」

デコルテの経穴としては主に中府、気戸、兪府、人迎、水突、気舎、扶突、廉泉、完骨などを使用します。

① 中府

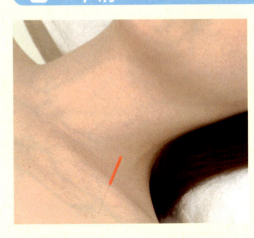

☯ 経穴の位置
雲門の下方1寸に取る。
※雲門は、上肢を前に挙げて鎖骨中央のやや外方下際にできる陥凹部に取る。

主な効能
五官の病症、肺疾患などの症状改善

備考
鍼の角度は直刺　灸も可

4. 美容鍼灸で使用する経穴　63

2　気戸

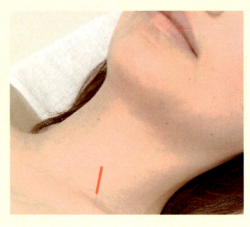

経穴の位置
鎖骨下縁で前正中線の外方4寸に取る。

主な効能
呼吸器系、消化器系などの症状改善

備考
鍼の角度は直刺　灸も可

3　兪府

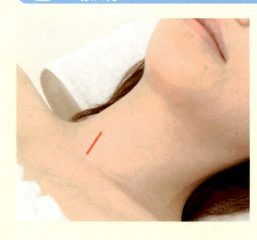

経穴の位置
鎖骨下縁で前正中線の外方2寸に取る。

主な効能
呼吸器系、消化器系などの症状改善

備考
鍼の角度は斜刺または水平刺　深刺不可　灸も可

4　人迎

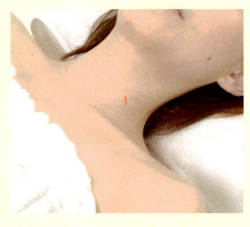

経穴の位置
甲状軟骨上縁と同じ高さで、胸鎖乳突筋の前縁、総頚動脈拍動部に取る。

主な効能
頭顔面部、五官の病症、咽頭の痛みなどの症状改善

備考
鍼の角度は直刺　灸は不可　※動脈を避ける

5　水突

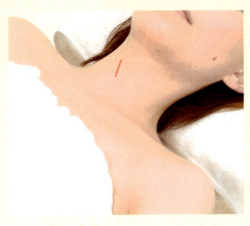

経穴の位置
輪状軟骨と同じ高さ　胸鎖乳突筋の前縁に取る。

主な効能
呼吸器系、消化器系などの症状改善

備考
鍼の角度は直刺　灸も可

6　気舎

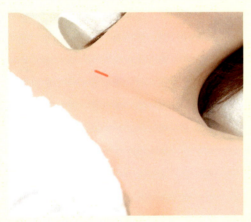

経穴の位置
小鎖骨上窩で鎖骨胸骨端の上方、胸鎖乳突筋の胸骨頭と鎖骨頭の間の陥凹部に取る。

主な効能
呼吸器系、頚項部の強ばりなどの症状改善

備考
鍼の角度は上方に向けて斜刺　灸も可

7　扶突

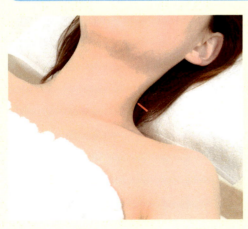

経穴の位置
甲状軟骨上縁と同じ高さで、胸鎖乳突筋の前縁と後縁の間に取る。※人迎の外方に取る。

主な効能
頭顔面部、五官の病症、呼吸器系などの症状改善

備考
鍼の角度は直刺　灸も可

②美腕のための鍼「デコルテの経穴」

4．美容鍼灸で使用する経穴

8　廉泉

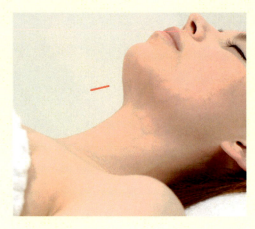

経穴の位置
頸部を軽く後屈して舌骨に触れ、その上際陥凹部に取る。

主な効能
五官の病症、消化器系、神志の病症などの症状改善

備考
鍼の角度は直刺　この経穴は単刺で置鍼は不可

9　完骨

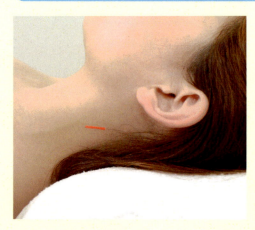

経穴の位置
乳様突起の後下方にある陥凹部に取る。

主な効能
頚項部の強ばり、頭顔面部　五官の病症　不眠などの症状改善

備考
鍼の角度は上方に向けて斜刺　灸も可

③ 美腕のための鍼「肩背部の経穴」

肩背部の経穴としては主に肺兪、心兪、膈兪、肝兪、胆兪、脾兪、胃兪、肩井、肩外兪などを使用します。

1 肺兪

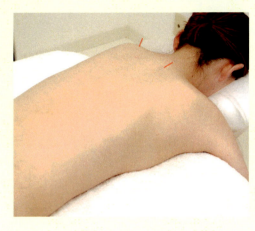

経穴の位置
第3胸椎棘突起下縁の高さで正中線の外方1寸5分に取る。

主な効能
呼吸器系、皮膚疾患などの症状改善

備考
鍼の角度は内下方　灸も可

2 心兪

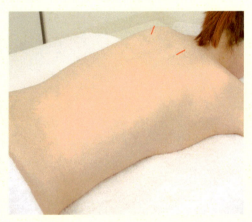

経穴の位置
第5胸椎棘突起下縁の高さで正中線の外方1寸5分に取る。

主な効能
顔色の血色改善、循環器系などの症状改善

備考
鍼の角度は内下方　灸も可

3 膈兪

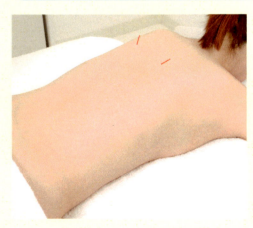

経穴の位置
第7胸椎棘突起下縁の高さで正中線の外方1寸5分に取る。

主な効能
瘀血、顔面の血色改善、呼吸器系などの症状改善

備考
鍼の角度は内下方　灸も可

③ 美腕のための鍼「肩背部の経穴」

4. 美容鍼灸で使用する経穴

4 肝兪

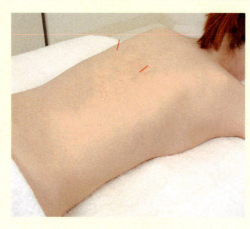

経穴の位置
第9胸椎棘突起下縁の高さで正中線の外方1寸5分に取る。

主な効能
消化器系、頭顔面部、五官の病症などの症状改善

備考
鍼の角度は内下方　灸も可

5 胆兪

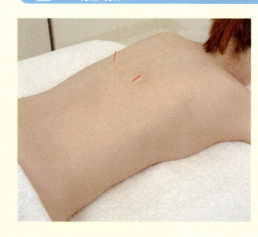

経穴の位置
第10胸椎棘突起下縁の高さで正中線の外方1寸5分に取る。

主な効能
消化器系、頭顔面部、五官の病症などの症状改善

備考
鍼の角度は内下方　灸も可

6 脾兪

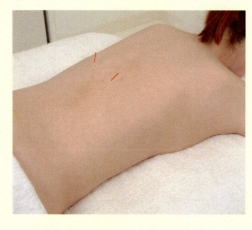

経穴の位置
第11胸椎棘突起下縁の高さで正中線の外方1寸5分に取る。

主な効能
消化器系、腰背部の強ばりなどの症状改善

備考
鍼の角度は内下方　灸も可

7 胃兪

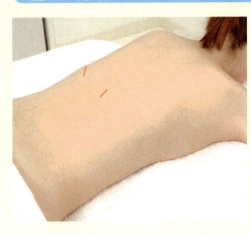

経穴の位置
第12胸椎棘突起下縁の高さで正中線の外方1寸5分に取る。

主な効能
消化器系、背部痛などの症状改善

備考
鍼の角度は内下方　灸も可

8 肩井

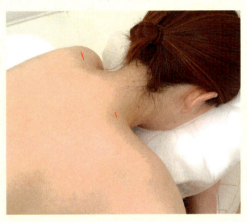

経穴の位置
第7頸椎棘突起と肩峰外縁中央との中点に取る。

主な効能
肩頸部の痛み、寝違え、ヒステリー性の麻痺婦人科系疾患などの症状改善

備考
鍼の角度は浅く直刺　または僧帽筋を摘み後面から前方に向かい斜刺

9 肩外兪

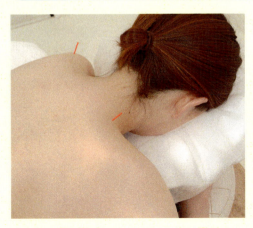

経穴の位置
第1胸椎棘突起下縁と同じ高さ、後正中線の外方3寸に取る。

主な効能
頸項部の強ばり、ひきつり、肩背部のだるさなどの症状改善

備考
鍼の角度は斜刺　灸も可

③ 美腕のための鍼「肩背部の経穴」

4．美容鍼灸で使用する経穴

④ 美腰のための鍼「腹部の経穴」

腹部の経穴としては主に中脘、水分、気海、関元、梁門、天枢、大横、腹結、帯脈などを使用します。

1　中脘

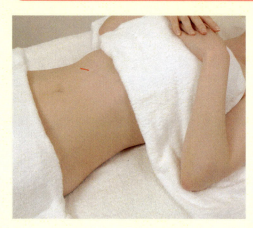

経穴の位置
臍中央の上方4寸に取る。

主な効能
消化器系、婦人科系などの症状改善

備考
鍼の角度は直刺、もしくは上方に向かって斜刺
灸も可

2　水分

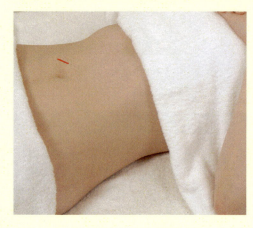

経穴の位置
臍中央の上方1寸に取る。

主な効能
消化器系、泌尿器系、下痢や浮腫などの症状改善

備考
鍼の角度は直刺、もしくは上方に向かって斜刺
灸も可

③　気海

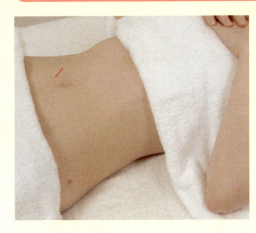

経穴の位置
臍中央の下方1寸5分に取る。

主な効能
消化器系、生殖器系などの症状改善

備考
鍼の角度は直刺、もしくは下方に向かって斜刺
灸も可

④　関元

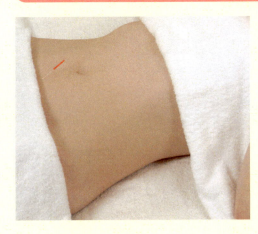

経穴の位置
臍中央の下方3寸に取る。

主な効能
泌尿器系、生殖器系などの症状改善

備考
鍼の角度は直刺、もしくは下方に向かって斜刺
灸も可　妊婦には注意が必要

⑤　梁門

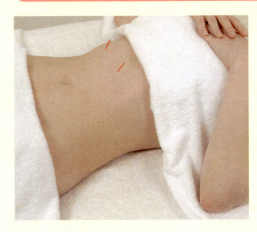

経穴の位置
天枢の4寸上方で、中脘の外方2寸に取る。

主な効能
消化器系、脱肛などの症状改善

備考
鍼の角度は直刺、もしくは下方に向かって斜刺
灸も可

④ 美腰のための鍼「腹部の経穴」

4.　美容鍼灸で使用する経穴

6　天枢

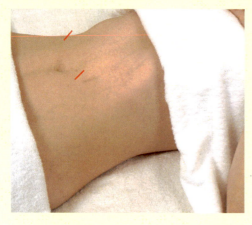

☯ 経穴の位置
臍中央の外方2寸に取る。

主な効能
消化器系、婦人科系などの症状改善

備考
鍼の角度は直刺、もしくは下方に向かって斜刺
灸も可

7　大横

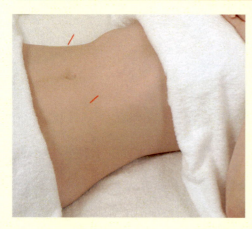

☯ 経穴の位置
臍中央の外方4寸に取る。

主な効能
消化器系、胃腸性の感冒などの症状改善

備考
鍼の角度は直刺、もしくは下方に向かって斜刺
灸も可

8　腹結

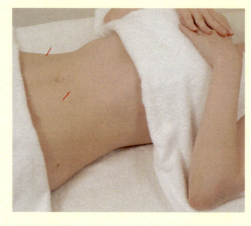

☯ 経穴の位置
臍中央の下方1寸3分の部位から外方4寸に取る。

主な効能
消化器系、腸疾患などの症状改善

備考
鍼の角度は直刺、もしくは下方に向かって斜刺
灸も可

9 帯脈

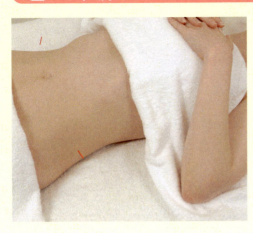

経穴の位置
臍を通る水平線と第11肋骨端を通る垂線との交点に取る。

主な効能
婦人科系、腰痛、下肢の痛みなどの症状改善

備考
鍼の角度は直刺　灸も可

⑤ 美腰のための鍼「腰部の経穴」

腰部の経穴としては主に命門、腎兪、志室、大腸兪、次髎などを使用します。

1 命門

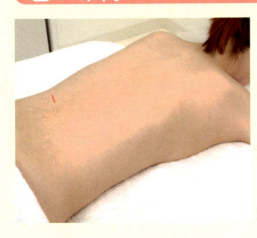

経穴の位置
第2・第3腰椎棘突起間に取る。

主な効能
消化器系、泌尿器系、生殖器系の症状改善
身熱があり汗がでないもの、浮腫などの症状改善

備考
鍼の角度は直刺　灸も可

4. 美容鍼灸で使用する経穴

❷ 腎兪

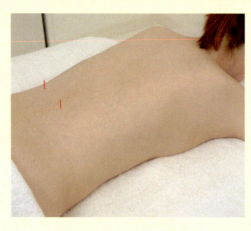

☯ 経穴の位置
命門の外方1寸5分に取る。

主な効能
消化器系、神志の病症、腰背部の痛みなどの症状改善

備考
鍼の角度は直刺　灸も可

❸ 志室

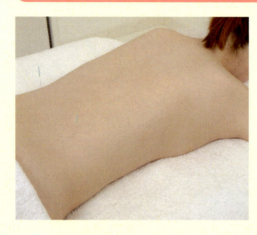

☯ 経穴の位置
命門の外方3寸に取る。

主な効能
消化器系、神志の病症、腰背部の痛みなどの症状改善

備考
鍼の角度は直刺、もしくは斜刺　灸も可

❹ 大腸兪

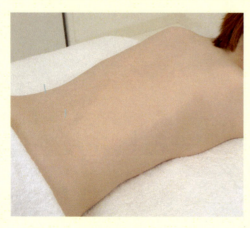

☯ 経穴の位置
第4腰椎棘突起下縁の高さで正中線の外方1寸5分に取る。

主な効能
消化器系、生殖器系、婦人科系などの症状改善

備考
鍼の角度は直刺　灸も可

5 次髎

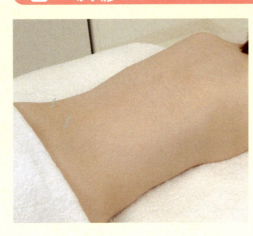

経穴の位置
上後腸骨棘下縁の高さで、上後腸骨棘と正中仙骨稜とのほぼ中央に取る。

主な効能
消化器系、生殖器系、婦人科系などの症状改善

備考
鍼の角度は直刺、もしくは下方に向かって斜刺　灸も可

⑥ 美脚のための鍼「下腿前面の経穴」

下腿前面の経穴としては主に三陰交、陰陵泉、足三里、豊隆、太渓、太衝、陽陵泉などを使用します。

1 三陰交

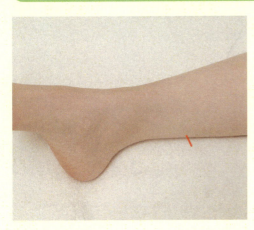

経穴の位置
内顆尖の上方3寸で、脛骨内側縁の際に取る。

主な効能
頭顔面部の病症、呼吸器系、消化器系、泌尿器系、婦人科系、神志の病症などの症状改善

備考
鍼の角度は直刺、もしくは上方に向かって斜刺
灸も可

2　陰陵泉

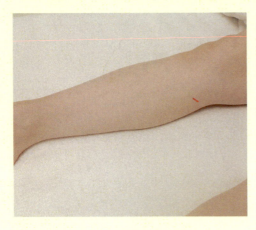

☯ 経穴の位置
脛骨内側縁を撫で上げたとき、指が止まる陥凹部に取る。

主な効能
消化器系、泌尿器系、生殖器系、腰痛、膝痛などの症状改善

備考
鍼の角度は直刺　灸も可

3　足三里

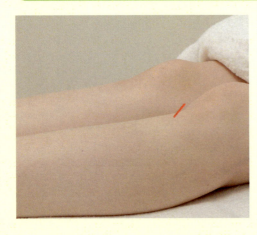

☯ 経穴の位置
犢鼻の下方3寸で、前脛骨筋中に取る。

主な効能
下肢の麻痺、頭顔面部、五官の病症、消化器系、循環器系、呼吸器系、泌尿器系、生殖器系、神志の病症、皮膚疾患　蕁麻疹など症状改善

備考
鍼の角度は直刺、もしくは下方に向かって斜刺
灸も可

4　豊隆

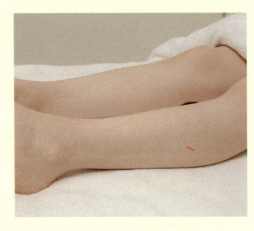

☯ 経穴の位置
前脛骨筋の外端で、外踝尖の上方8寸に取る。（条口の外方1寸に取る）※前脛骨筋の外側溝に取る。

主な効能
下肢の麻痺、頭顔面部、五官の病症、消化器系、循環器系、呼吸器系、泌尿器系、神志の病症などの症状改善

備考
鍼の角度は直刺　灸も可

5 太渓

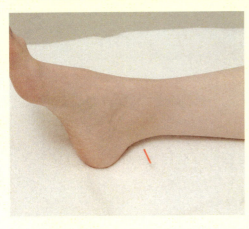

経穴の位置
内顆尖とアキレス腱の間の陥凹部に取る。

主な効能
腰背部痛、頭顔面部、五官の病症、呼吸器系、循環器系、消化器系、泌尿器系、生殖器系、婦人科系、神志の病症などの症状改善

備考
鍼の角度は直刺、もしくは上方に向かって斜刺 灸も可

6 太衝

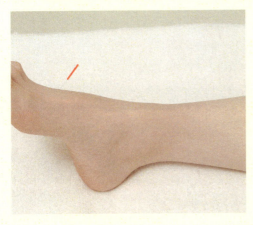

経穴の位置
第1・第2中足骨間を指で撫で上げたとき、指が止まる足背動脈の拍動部に取る。

主な効能
頭顔面部、五官の病症、呼吸器系、消化器系、生殖器系、神志の病症、高血圧などの症状改善

備考
鍼の角度は下方に向かって斜刺　灸も可

7 陽陵泉

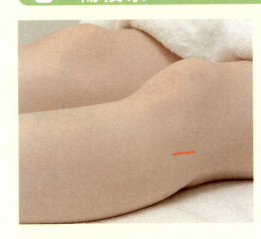

経穴の位置
腓骨頭前下方の陥凹部に取る。

主な効能
腰仙部の痛み、頭顔面部、五官の病症、消化器系、呼吸器系、泌尿器系、神志の病症などの症状改善

備考
鍼の角度は直刺　灸も可

⑦ 美脚のための鍼「下腿後面の経穴」

下腿後面の経穴としては主に崑崙、承筋、承山、委中、殷門、承扶、風市などを使用します。

1 崑崙

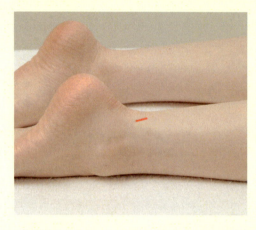

経穴の位置
外踝尖とアキレス腱との間の陥凹部に取る。

主な効能
項部の強ばり、肩背部痛、腰痛、膝痛、消化器系、婦人科系、神志の病症、胸満などの症状改善

備考
鍼の角度は直刺　もしくは下方に向かって斜刺
灸も可

2 承筋

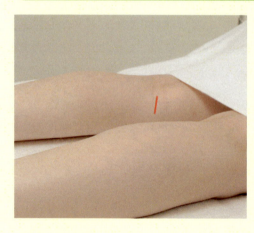

経穴の位置
膝窩横紋の下方5寸で、腓腹筋の両筋腹の間に取る。

主な効能
腰背部の痛み、足腰のだるさ、頭顔面部、五官の病症、消化器系などの症状改善

備考
鍼の角度は直刺、もしくは下方に向かって斜刺　灸も可

3 承山

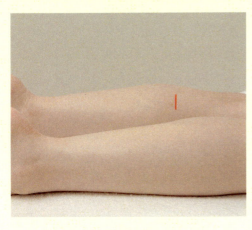

経穴の位置
アキレス腱の後面を撫で上げたとき、指が止まる部位に取る。（委中の下方8寸に取る）

主な効能
腰背部の痛み、踵の痛み、足の引きつれ、消化器系、神志の病症などの症状改善

備考
鍼の角度は直刺、もしくは下方に向かって斜刺　灸も可

4 委中

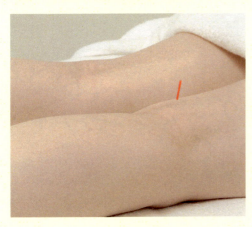

経穴の位置
膝窩横紋の中点に取る。

主な効能
腰背部の痛み、下肢麻痺、膝痛、消化器系、神志の病症、皮膚科系、小便不利などの症状改善

備考
鍼の角度は直刺、灸も可

5 殷門

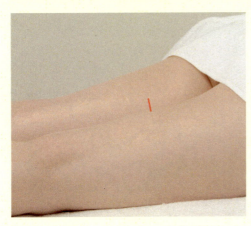

経穴の位置
殿溝の下方6寸で、大腿二頭筋と半腱様筋との間に取る。

主な効能
腰背部痛、大腿部痛や痺れなどの症状改善

備考
鍼の角度は直刺　灸も可

⑦美脚のための鍼「下腿後面の経穴」

4.　美容鍼灸で使用する経穴

6　承扶

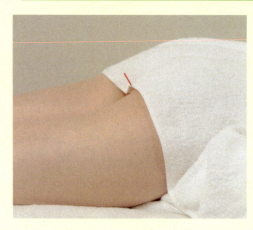

経穴の位置
殿溝の中点に取る。

主な効能
臀部の痛み、大腿部の痛み、腰背部の痛み、腰下肢の冷痛、泌尿器系などの症状改善

備考
鍼の角度は直刺　灸も可

7　風市

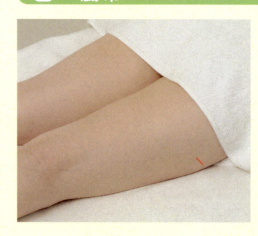

経穴の位置
直立して上肢を下垂したとき、大腿外側に中指頭があたる部位で、腸脛靭帯と大腿二頭筋との間に取る。

主な効能
下肢の麻痺、頭顔面部、五官の病症などの症状改善

備考
鍼の角度は直刺　灸も可

　以上が、折橋式美容鍼灸「美痩鍼」の施術で使用する基本穴です。

　ここでご紹介した基本穴は、お客様が最も気になる身体の部位を対象に使用する経穴です。実際の施術においては、お客様のお身体の状態に合わせて立てた証に該当する経穴と組み合わせて使用します。そのため、1回の施術の中でご紹介した経穴をすべて使用するわけではありません。施術方針に合わせて使用する経穴の数を増やしたり、減らしたりします。また、ここで紹介していない他の経穴を使用することもあります。お客様のお身体の状態によっては、美容目的の施術を行うよりも、治療目的の施術が先に必要な場合もあります。その場合は、お客様とよく話し合いながら鍼灸治療を先に行う必要性を説明す

ることが大切です。それは、先に鍼灸治療を中心に施術を行い、体の不調を取り除いてから、美容鍼灸の施術を行った方が、早く結果を出せることもあるからです。痩身のための全身調整を行う上では、お客様の精神的、肉体的状態を全体的に考えてバランスよく施術を行うことが大切で、そのためには鍼灸師として臨床の能力も高めていくことが必要不可欠だと言えます。お客様の体質をしっかりと見極め、鍼の本数や太さなど刺激量を考慮した上で施術を行えるように心掛けて下さい。

⑦美脚のための鍼「下腿後面の経穴」

4. 美容鍼灸で使用する経穴　**81**

第6章 美痩鍼のための痩身トリートメント

　ここでは折橋式美容鍼灸「美痩鍼」の施術の中で行う痩身トリートメントについてご紹介をします。鍼灸治療によって全身の状態を整えてから、身体のトリートメントを行うことで相乗効果が期待できます。今回ご紹介する痩身トリートメントは、私の恩師でもある（故）町田久先生が考案したビタミンマッサージをベースにリンパドレナージュの理論を取り入れた手技になります。美痩鍼の痩身トリートメントは、上肢からデコルテまでの範囲を「美腕」腹部から腰背部までの範囲を「美腰」下肢から臀部までを「美脚」というように施術を3つに分けて説明をしていきます。

1. 痩身トリートメントの目的と効果

　折橋式美容鍼灸「美痩鍼」の痩身トリートメントは、しっかりとした圧を筋肉の深部までゆっくり入れることで、凝り固まった筋肉に柔軟性とハリをもたらし、血流の流れを良くします。またリンパの流れる走行を意識して施術することで余分な水分を押し流します。また、普段から筋肉を良い状態に保つことで、身体の動きを良くして痩せやすい身体作りを目指します。また痩身トリートメントの主な効果として次の内容が期待できます。

・筋肉に対する血行を良くして栄養吸収を高める。
・筋肉の収縮力や弾力性を高める。
・筋疲労を取り除き働きを活発にする。
・全身的なリラックス効果によって精神を安定させる。
・リンパの流れを良くし排泄作用を促進する。
・軽い浮腫やうっ血などを取り除く。
・肩こり、腰痛などの症状を副次的に緩和する。

2. 痩身トリートメントの基本手技

　ここでは痩身のためのボディトリートメントで行う基本手技についてご紹介したいと思います。ボディトリートメントの手技は、目的によって様々な手法があります。ここでは、一般的なトリートメントにおける基本的な手技として、軽擦法、指圧法、揉捏法、強擦法、打法、圧迫法についてご紹介します。

1)　軽擦法

　軽擦法は、手掌、指、手全体を使って皮膚表面を軽く擦ったり、なでたりする手技です。トリートメントにおいて最も基本となる手技と言えます。トリートメントに入る前の準備としてまたトリートメント終了時の鎮静を促す手技として用います。まず、手はお客様の皮膚にぴったりと密着させます。基本は血管やリンパの走行に沿って身体の末端から身体の中心に向かって行います。皮膚に密着した時の圧と、擦ったりなでたりする時の圧は一定に保ちます。効能としては、目的に応じていくつかありますが、主に鎮静・活性作用があります。

2)　指圧法

　指圧法は、刺激部位の圧を加減調節することで機能を亢進させたり、また抑制させることによって、生体のバランスを整えます。拇指や中指、示指を併せて筋肉や経穴を刺激します。経穴を指圧するには、皮膚の面に対して指腹を垂直に当て真っすぐに押していきます。目的に合わせた圧に達するまでゆっくりと力を加えていきます。しっかりと圧が加わったら、ゆっくりと力を抜いていきます。効能としては、主に皮膚の緊張を取り除いたり、また、柔軟性がなくなったたるみなどを改善する美容効果があります。

3)　揉捏法

　揉捏法は、皮膚または筋肉組織を揉みほぐす手技です。皮膚表面や深部の筋肉組織を揉みほぐし、刺激を与えることにより硬くなった筋肉をやわらかくします。刺激部位に圧を加え、輪状または楕円状の動きを加えながら揉みすすめていきます。目的に合わせて経絡や血管、リンパの走行に沿って、または逆らって刺激を加えていきます。効能としては、刺激によって筋肉を活性化させ、新陳代謝を促します。

4)　強擦法

　強擦法は、揉捏法と軽擦法の混合手技です。手掌、指先などを使って皮膚の深部に刺激が及ぶように強く擦ります。手掌や拇指、中指の指先を皮膚にあてて圧を加えてからしっかりと刺激を加えます。効能としては、血流やリンパの流れを改善し、全体の循環を促進

します。また老廃物を排泄することで、むくみの改善などにも効果があります。

5）　打法（タッピング）

打法は、皮膚表面に対し、両四指全体でリズミカルに軽く叩く手技です。刺激部位に対して一定の速さで1秒間に2～5回程度叩きます。手のリズミカルな動きと速さが重要になります。効能としては、血液やリンパの循環を促すと同時に筋肉、神経を活発化させる作用があります。

6）　圧迫法

圧迫法は、手掌全体を皮膚表面に当て、やや体重を乗せ圧迫する手技です。手掌全体での力の乗せ方や圧迫時間、手を離すタイミングなどが重要になります。圧の加え方は指圧法と同様ですが、圧迫法の場合は体重をしっかりとかけて行います。効能としては、神経系の機能を抑制したり、また血液やリンパの流れを促進したりします。

以上が痩身のためのボディトリートメントにおける基本手技になります。

この基本手技は、体幹部や四肢など刺激する部位によって、拇指、示指、中指、薬指、小指、手掌など様々な刺激の仕方があります。更に基本手技を連続的に組み合わせ、筋肉の起始停止や、リンパの流れを意識して施術を行います。しっかりとした技術が身に付くまで何度も繰り返し練習を行うことがレベルの高いトリートメント技術の習得につながる一番の近道だと考えています。

3.　美腕のための痩身トリートメント

折橋式美容鍼灸「美痩鍼」の美腕に対するトリートメントでは上肢とデコルテ部位の施術を行います。女性が上半身で特に気になる身体の部位は、二の腕だと言われています。特にノースリーブや薄着などで、肌を露出する機会が多い季節では誰でも一度は二の腕のたるみを気にしたことがあるのではないでしょうか？二の腕は年齢と共にたるみやすく、タプタプした脂肪のことを振袖や暖簾と揶揄されることがありますが、それだけ身体の中でも脂肪が付きやすい部位だと言えます。また身体が比較的細い人でも二の腕が太いだけで全体的に太って見える傾向があります。つまり二の腕の太さは、全身のイメージにも影響を与えるようです。二の腕が太く見える原因には、主に上腕三頭筋の筋力が低下することによって脂肪が付きやすくなり、結果的に太く見えることが多いようです。

次に気になる部位として鎖骨部分が挙げられます。体重が増えて脂肪が多くなると鎖骨が埋もれて見えなくなります。また首回りに付いた脂肪も、人の目に付きやすく気にす

84　第6章　美痩鍼のための痩身トリートメント

る人が多いようです。この鎖骨や首回りが太りやすい理由については、猫背や腋窩リンパの流れが悪いために起こることが考えられます。さらにこれらの体型では肩関節を中心に二の腕や鎖骨周辺にある筋肉や関節の動きが悪いために、肩こりや頭痛などの原因にもなりやすいと言われています。

「美腕」のためのトリートメントでは、上肢へのアプローチが主ですが、上肢は体幹部や下肢と違って筋肉の面積も狭いため手の当て方や刺激の方向など少し練習が必要になります。デコルテ部分は、腹臥位で行う肩背部のトリートメントと、仰臥位で行う鎖骨や首周りのトリートメントにより構成されています。それぞれの部位にある筋肉の起始や停止、また動き、リンパの走行などをしっかりと理解しておくことが重要になります。

1. 上肢の痩身トリートメントの手順

1 上腕のオイル塗布

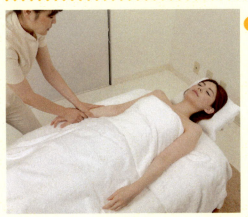

施術方法

オイルを適量手に取り、上肢全体にオイルを塗布します。
指先から肩先までオイルを馴染ませます。

3. 美腕のための痩身トリートメント

2 上肢の手掌軽擦

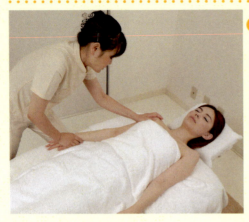

施術方法

お客様の手背を上に向けます。術者は体幹側の手でお客様の手首を抑え、外側の手で手掌軽擦を行います。

1. 手背側の上肢を手首から肩峰まであがり、後面を通って下ります。
2. お客様の手掌を上に向けます。手掌側の上肢を手首から肘窩を通り、腋窩まで上がってから外側を通り下ります。

3 手背の拇指軽擦

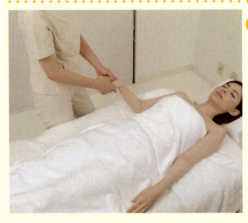

施術方法

お客様の手背を上に向け、手部を両四指で下から包むように支えます。
拇指で手背に円を描くように中心から外に向かって交互に軽擦を行います。

4 経穴指圧　合谷穴

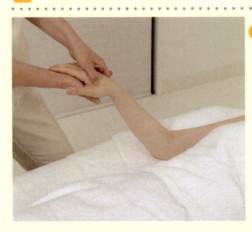

施術方法

拇指を使って合谷穴を刺激します。
ゆっくりと経穴に圧を加えて刺激を行います。

経穴の位置
第2中手骨橈側の骨の窪みに取る。

5 中手骨間の拇指強擦

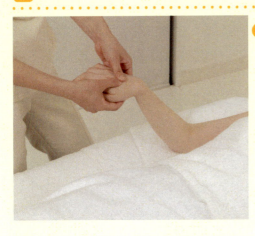

施術方法

拇指で中手骨間の拇指強擦を行います。指の付け根から手首の方に向かって刺激を行います。

1. 示指と中指の間
2. 中指と薬指の間
3. 薬指と小指の間

6 手指のらせん軽擦

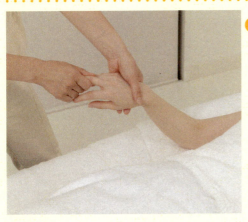

施術方法

拇指と示指でお客様の手指を挟んで刺激します。指の付け根から指先に向かってらせんを描くように軽擦を行い、最後に軽く圧迫を加えます。最初に指を上下に挟んで刺激をした後、今度は両側を左右から挟み、同じように刺激をします。拇指から順に小指まで同様に行います。

7 手掌の拇指強擦

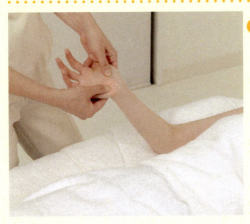

施術方法

手掌を上に向けて、お客様の小指を術者は薬指、小指で挟みます。次に拇指も同様に薬指と小指で挟み、掌を開くように支えます。

お客様の拇指球と小指球を左右の拇指で交互に拇指強擦を行います。

1. 上肢の痩身トリートメントの手順

8 手掌と労宮穴の拇指圧迫

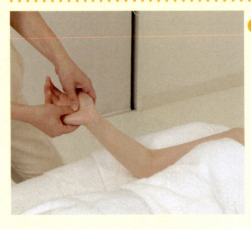

施術方法
7の流れのまま、お客様の手掌全体を術者の左右の拇指で万遍なく圧迫を加えます。最後に労宮穴に拇指圧迫を行います。

経穴の位置
手を握った時、手掌面に触れる中指頭と薬指頭との間に取る。

9 前腕部の手掌強擦

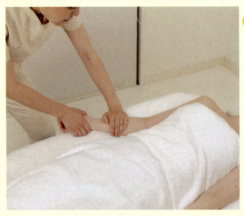

施術方法
手首を手掌で包むように持ち、手首から肘まで前腕部の手掌強擦を行います。

1. 手掌側の手首から肘窩
2. 手背側の手首から肘頭

10 肘窩のらせん揉捏

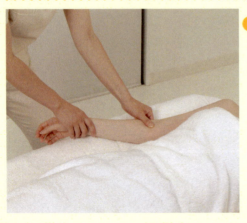

施術方法
肘窩に拇指でらせん揉捏を行います。

11 上腕部の手掌強擦

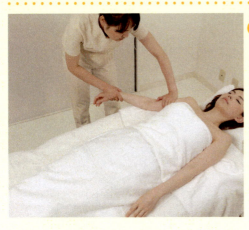

施術方法

お客様の手首を持ち、肩関節をやや外転させます。次に肘上を手掌で包み、腋窩に向かって手掌強擦を行います。

1. 上腕二頭筋から内側に入って腋窩
2. 上腕三頭筋から内側に入って腋窩
3. 上腕の外側から肩峰を通り肩鎖関節

12 上腕部のらせん揉捏

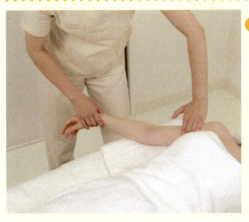

施術方法

片手で円を描くように肘から腋窩に向かって、らせん揉捏を行います。

13 腋窩の手掌揉捏

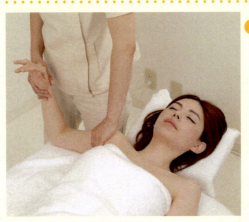

施術方法

お客様の手掌を支え、肩関節外転90度、肘関節屈曲90度の姿勢を取ります。

腋窩に手掌を当てて、リンパ液を流すようにゆっくり円を描きながら揉捏を行います。

1．上肢の痩身トリートメントの手順

3．美腕のための痩身トリートメント

14 肘関節の運動

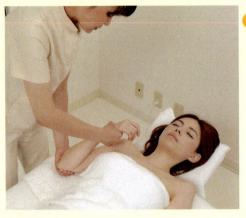

施術方法
手首と肘を持って肘関節の回内・回外、屈曲・伸展運動を行います。

15 肩関節の運動

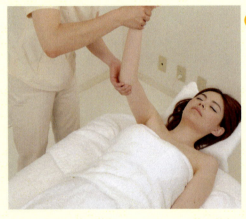

施術方法
手首と肘を持って肩関節の外転・内転、屈曲・伸展などの運動を行います。

16 上肢の手掌軽擦

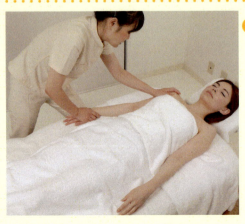

施術方法
お客様の手背を上に向けます。術者は体幹側の手でお客様の手首を抑え、外側の手で手掌軽擦を行います。
1. 手背側の上肢を手首から肩峰まであがり、後面を通って下ります。
2. お客様の手掌を上に向けます。手掌側の上肢を手首から肘窩を通り、腋窩まで上がって外側を通り下ります。

反対側の上肢のトリートメントも 1 から 16 まで同様に行います。
これで上肢のトリートメントを終了します。

2. デコルテの痩身トリートメントの手順

1 デコルテへのオイル塗布

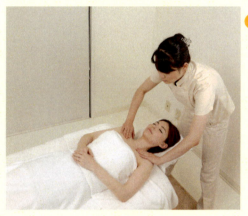

施術方法

術者はお客様の頭側に立つ。オイルを適量手に取り、デコルテにオイルを塗布します。

2 デコルテの手掌軽擦

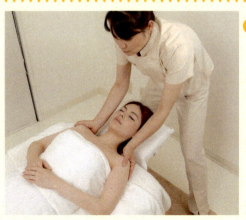

施術方法

両手掌を使って手掌軽擦を行います。首の付け根から鎖骨までおり、中心から腋、肩の後面を通り、首の付け根に戻ります。

3 鎖骨周辺の手掌軽擦

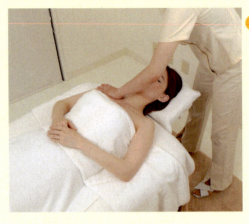

施術方法

片側ずつ手掌軽擦を行います。
胸骨から鎖骨下縁に沿って腋窩に向かい、腋窩から肩を包むようにまわり、鎖骨上縁に沿って胸骨まで戻ります。

※反対側も同様に行う。

4 頸部の拇指強擦

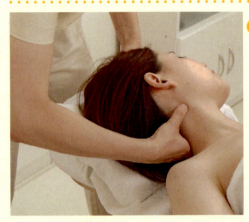

施術方法

お客様の頭を左に向けます。乳様突起から鎖骨に向かって拇指強擦を行います。

1．胸鎖乳突筋の筋腹
2．胸鎖乳突筋の後縁

5 経穴指圧　完骨穴

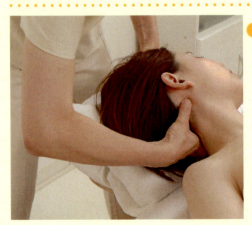

施術方法

完骨穴に拇指圧迫を行います。

経穴の位置

乳様突起後下方の陥凹部に取る。

6 経穴指圧　風池穴

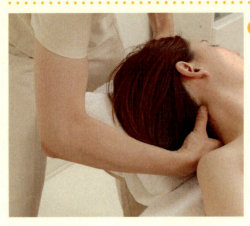

施術方法
風池穴に拇指圧迫を行います。

経穴の位置
風府の外方で、僧帽筋と胸鎖乳突筋との間の陥凹部に取る。

7 経穴指圧　天柱穴

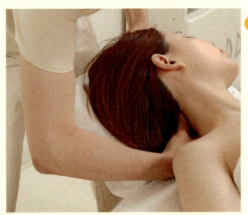

施術方法
天柱穴に拇指圧迫を行います。

経穴の位置
瘂門の外方で、僧帽筋外側の陥凹部に取る。

8 肩上部の手拳強擦

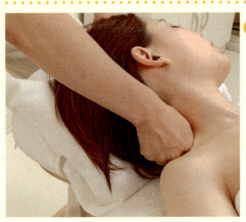

施術方法
握りこぶしを作り、首の付け根から肩鎖関節に向かって手拳強擦を行います。

お客様の頭を右に向け、反対側も同様に 4 ～ 8 を行います。

2. デコルテの痩身トリートメントの手順

3. 美腕のための痩身トリートメント　93

9 首の向きの変更

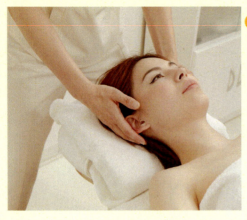

施術方法
首の向きを正面に戻します。

10 鎖骨下の拇指圧迫

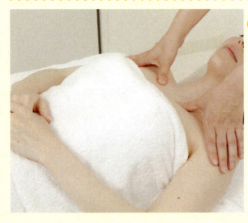

施術方法
鎖骨下縁を左右同時に拇指で、胸骨から腋窩に向かって拇指圧迫を行います。

11 鎖骨下の拇指強擦

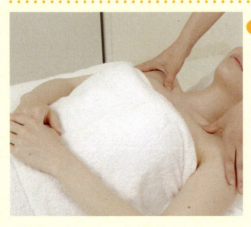

施術方法
鎖骨下縁を左右同時に拇指で、胸骨から腋窩に向かって拇指強擦を行います。

12　中府穴・雲門穴の拇指圧迫

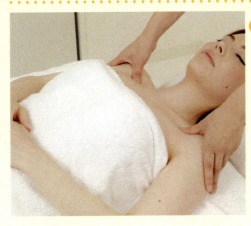

施術方法

左右の中府穴と雲門穴の２穴を同時に拇指圧迫します。この時、拇指の腹を広く使って左右の経穴を同時に刺激します。

経穴の位置

・中府は、雲門穴の下方１寸の部位に取る。
・雲門は、烏口突起の内方で、鎖骨中央のやや外方下縁にできる陥凹部に取る。

13　デコルテの手掌軽擦

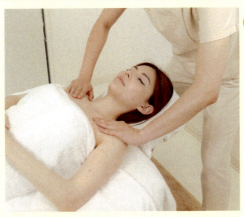

施術方法

２と同様に手掌を使ってデコルテの手掌軽擦を行います。

14　肩関節の手掌圧迫

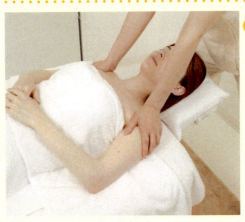

施術方法

最後に肩関節を掌で包み、肩を開くように軽く圧迫を行います。

これでデコルテのトリートメントを終了します。

3.　美腕のための痩身トリートメント

3．肩背部の痩身トリートメントの手順

1 肩背部へのオイル塗布

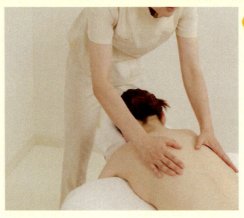

施術方法

お客様の頭側に立ち、オイルを適量手に取って、首の付け根、肩から肩甲骨下角のラインまでオイルを塗布します。

2 肩背部の手掌軽擦

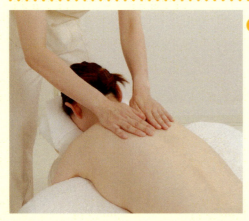

施術方法

両手掌を首の付け根（脊柱を挟んで両側）に当て、そのまま脊柱の脇を通り肩甲骨下角の高さまで下り、両脇を上がって腕、肩を通り、首の付け根まで手掌軽擦を行います。

3　肩背部のらせん揉捏

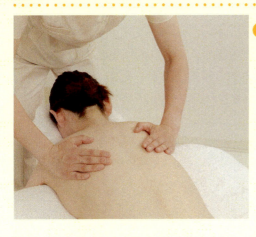

施術方法

両手掌を首の付け根（脊柱を挟んで両側）に当て、らせん上に手掌を動かし、肩甲骨下角の高さまで下り、両脇を上がって腕、肩を通り、首の付け根までらせん揉捏を行います。

4　背部第1線の拇指・手掌軽擦

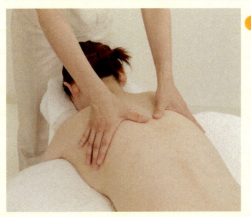

施術方法

両手拇指を首の付け根（脊柱から外方1.5寸）に当て、そのまま肩甲骨下角の高さまで下り、次は手掌を使い、両脇を上がって腕、肩を通り、首の付け根まで手掌軽擦を行います。

5　背部第2線の拇指・手掌軽擦

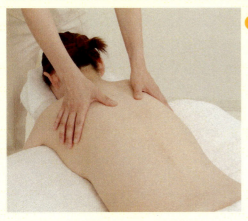

施術方法

両手拇指を首の付け根（脊柱から外方3寸）に当て、そのまま肩甲骨下角の高さまで下り、次は手掌を使い、両脇を上がって腕、肩を通り、首の付け根まで手掌軽擦を行います。

6　背部の手掌強擦

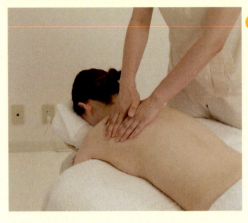

施術方法

お客様の側面に立ち、両手掌で肩甲骨下角から腋窩まで刺激します。脊柱から腋の方向へ両手掌を沿わせて強擦を行います。

7　背部のきりもみ揉捏

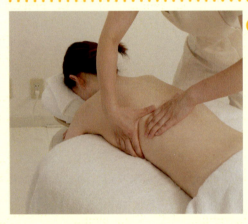

施術方法

側腹部から腋窩まで両手掌で交互に揉みこむように揉捏を行います。

8　側腹部から腋窩への両手掌強擦

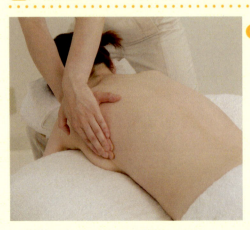

施術方法

脇腹から腋窩まで両手掌を重ねてリンパ液を流すように強擦を行います。

反対側も同様に 6 〜 8 を行います。

9 肩背部の手掌軽擦

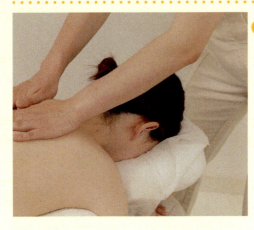

施術方法
再び、お客様の頭側に立ち、首の付け根から肩甲骨周りを、円を描くように手掌軽擦を行います。

10 肩甲間部の両拇指強擦

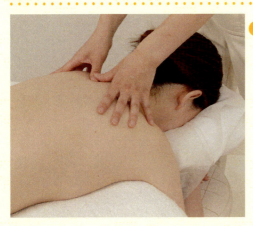

施術方法
両拇指を重ねて、片方の肩甲間部を首の付け根から肩甲骨下角の高さまで拇指強擦を行います。

11 肩甲骨内縁の両拇指強擦

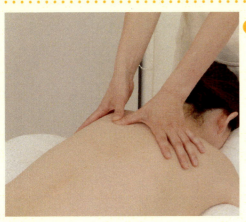

施術方法
両拇指を重ねて、片方の肩甲間部を脊柱から肩甲骨内縁に向けて拇指強擦を行います。

反対側も同様に 10 〜 11 を行います。

12　経穴指圧　天宗穴

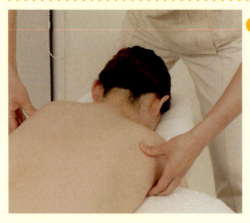

施術方法
天宗穴に拇指圧迫を行います。

経穴の位置
肩甲棘中点と肩甲骨下角を結んだ線を三等分し、肩甲棘から3分の1のところに取る。

13　経穴指圧　肩井穴

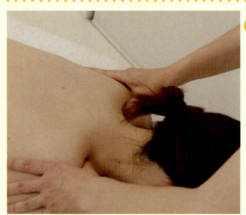

施術方法
肩井穴に拇指圧迫を行います。

経穴の位置
第7頸椎棘突起と肩峰外縁中央との中点に取る。

14　肩甲骨周辺の手根軽擦

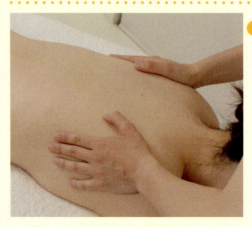

施術方法
首の付け根から肩甲骨周りに手根軽擦を行います。

15 肩背部のらせん強擦

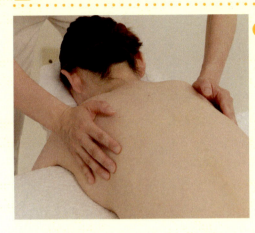

施術方法
両手掌を首の付け根(脊柱を挟んで両側)に当て、らせん状に手掌を動かし、肩甲骨下角の高さまで下り、両脇を上がって腕、肩を通り、首の付け根までらせん強擦を行います。

16 肩背部の手掌軽擦

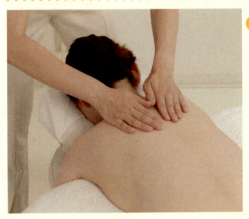

施術方法
両手掌を首の付け根(脊柱を挟んで両側)に当て、そのまま脊柱の脇を通り肩甲骨下角の高さまで下り、両脇を上がって腕、肩を通り、首の付け根まで手掌軽擦を行います。

これで肩背部のトリートメントを終了します。

3．肩背部の痩身トリートメントの手順

3．美腕のための痩身トリートメント　101

4. 美腰のための痩身トリートメント

くびれたウエストや引き締まったヒップは、誰もが憧れる体型です。しかしウエスト部分は、皮下脂肪が貯まりやすく、また痩せにくいと言われています。一般的にウエスト部分が太くなる原因としては、ホルモンバランスの乱れや便秘、胃下垂などが挙げられます。ホルモンバランスが乱れると、イライラしたり不安になったり気持ちが不安定になり過食する人も少なくありません。新陳代謝の低下も太りやすくなると言われています。また便秘は、体外に排泄されなければならない老廃物が長い時間体内に留まっているため体重の増加に繋がります。一日の排便量には個人差がありますが150〜200ｇと言われています。例えば便秘の人が、三日間排便できないと450〜600ｇの便をお腹に留めて置くことになります。また排便できたとしても量が少ない場合には、徐々に蓄積されていき腸に残る便の量はかなりの量になります。次に胃下垂についてですが、一般的に胃下垂は虚弱体質や痩せている方に起こりやすいと言われています。これは胃の消化する働きと腸の吸収する働きが悪いために栄養素を吸収することが難しいためだと考えられます。しかし実際には胃下垂の方でも太っている方はいます。これは、元々消化吸収の効率が悪かった方が何らかのきっかけによって吸収率が良くなった場合や、便秘などにより食べた物が腸に長時間留まることで吸収率が悪くても、吸収する時間が長くなり結果的に吸収する量が多くなるなどが挙げられます。美腰のための痩身トリートメントでは特に腹部や腰部の筋肉の状態や、胃腸の働きを良くし、ウエストを引き締める施術を行います。ウエスト周りは、脂肪がつきやすくサイズダウンには高い技術が必要になります。凝り固まった筋肉を動かしたり柔らかい腹部を絞ったりする技術は特に練習が必要になります。また血流やリンパの流れをよくするためには、それらの走行などもしっかりと頭に入れ、施術の中でどの方向へ刺激を入れるかなどを考慮して進めていくことが重要になります。

1．腹部の痩身トリートメントの手順

1 腹部のオイル塗布

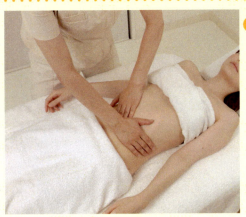

施術方法
術者はベッドの脇に立ちます。オイルを適量手に取り、腹部全体に万遍なくオイルを塗布します。

2 腹部の手掌軽擦

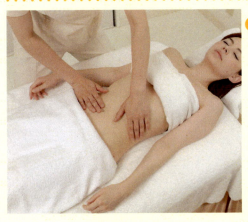

施術方法
臍を中心に時計回りに、円を描くように手掌軽擦を行います。

3　腹部のろとう揉捏

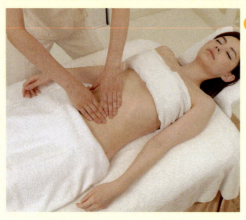

施術方法

上腹部から下腹部にかけて、ろとう揉捏を行います。

上腹部、臍部、下腹部の3部位に分けて行います。この時、腹直筋など筋肉を刺激する場合には浅く、胃腸などの内臓を意識して刺激する場合は少し深めに刺激を入れます。

※深く刺激を入れる場合は筋肉を傷めないように気を付けて行います。

4　任脈の四指強擦と手掌軽擦

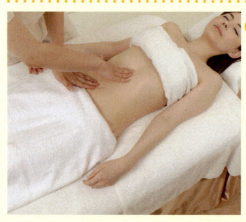

施術方法

鳩尾(みぞおち)から臍に向かって強擦と軽擦を交互に行います。

右手で四指強擦を行い、その後を左手で追いかけるようにして手掌軽擦を行います。

※ゆっくり交互に5回ほど行います。

5　手掌強擦　季肋部

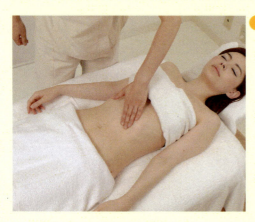

施術方法

季肋部の手掌強擦を行います。

術者は左手で鳩尾から脇に向かい左季肋部の際を斜め下の方向に手掌強擦を行います。

6 四頭強擦と手掌強擦　側腹部

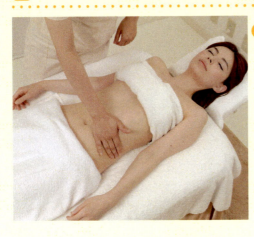

施術方法
5 の動作の流れのまま側腹部から臍に向かって左手で引き上げるように四指強擦を行います。

その後、右手で左手を追うように手掌強擦を行います。

5 と 6 の動作は、一連の動作として数回行います。

7 四頭強擦と手掌強擦　下腹部

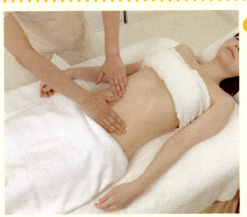

施術方法
6 の動作の流れのまま側腹部から臍に向かって左手で引き上げるように四指強擦を行います。

その後、右手で側腹部から恥骨に向かって引き上げるように手掌強擦を行います。
6 と 7 の動作を一連の動作として数回行います。

反対側も同様に 5 〜 7 を行います。

8 経穴指圧と指頭震戦　右大巨穴

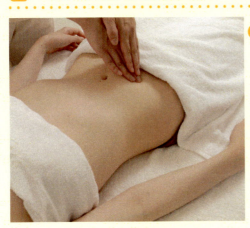

施術方法
折橋式腹部8経穴点の刺激を行います。
最初は右大巨穴から刺激します。臍を中心に時計回りの順に右大巨穴へ指頭圧迫と指頭震戦を行います。

経穴の位置
右天枢穴の下方2寸に取る。

1．腹部の痩身トリートメントの手順

4．美腰のための痩身トリートメント　105

9 経穴指圧と指頭震戦　右天枢穴

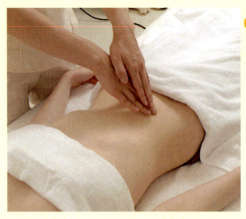

施術方法
折橋式腹部8経穴点の刺激を行います。
2穴目の右天枢穴に指頭圧迫と指頭震戦を行います。

経穴の位置
臍中央の右外方2寸に取る。

10 経穴指圧と指頭震戦　右関門穴

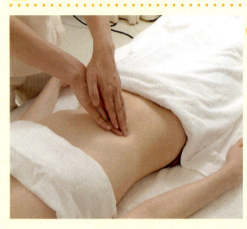

施術方法
折橋式腹部8経穴点の刺激を行います。
3穴目の右関門穴に指頭圧迫と指頭震戦を行います。

経穴の位置
右天枢穴の上方3寸に取る。

11 経穴指圧と指頭震戦　中脘穴

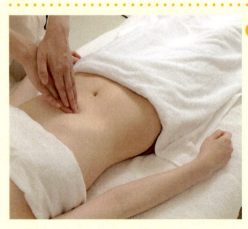

施術方法
折橋式腹部8経穴点の刺激を行います。
4穴目の中脘穴に指頭圧迫と指頭震戦を行います。

経穴の位置
臍中央の上方4寸に取る。

12 経穴指圧と指頭震戦　左関門穴

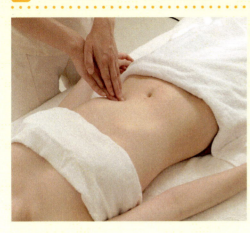

施術方法
折橋式腹部8経穴点の刺激を行います。
5穴目の左関門穴に指頭圧迫と指頭震戦を行います。

経穴の位置
左天枢穴の上方3寸に取る。

13 経穴指圧と指頭震戦　左天枢穴

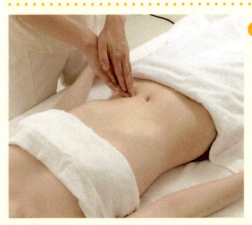

施術方法
折橋式腹部8経穴点の刺激を行います。
6穴目の左天枢穴に指頭圧迫と指頭震戦を行います。

経穴の位置
臍中央の左外方2寸に取る。

14 経穴指圧と指頭震戦　左大巨穴

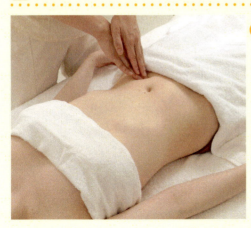

施術方法
折橋式腹部8経穴点の刺激を行います。
7穴目は左大巨穴に指頭圧迫と指頭震戦を行います。

経穴の位置
左天枢穴の下方2寸に取る。

15 経穴指圧と指頭震戦　関元穴

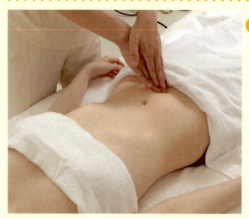

施術方法

折橋式腹部8経穴点の刺激を行います。
8穴目の関元穴に指頭圧迫と指頭震戦を行います。

経穴の位置

臍中央の下方3寸に取る。

16 体位変換

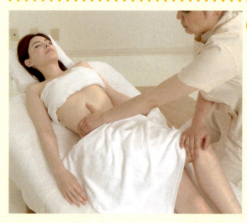

施術方法

術者は左手でお客様の右膝を立ててから、左足の手前にクロスさせます。

右膝を右手で持ち変えてから、手前に少し倒して、腰背部が少し浮く姿勢を取ります。

17 側腹部の手掌強擦

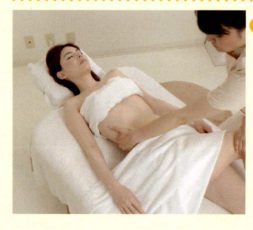

施術方法

16 の姿勢を取ったまま、右側腹部を脊柱の際から側腹部を通り、前正中線に向かって手掌強擦を行います。側腹部の刺激は脊柱から3ラインに分けて前正中線に向かって行います。

1. Th12 から側腹部を通って前正中線
2. L2 から側腹部を通って前正中線
3. L4 から側腹部を通って前正中線

18 側腹部の胆経ストレッチ

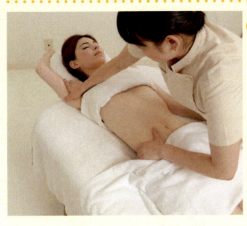

施術方法

お客様の足の位置を元に戻します。
右手を拳上した姿勢を取り、術者は左手で上前腸骨棘辺りを抑え、右手で腕のつけ根辺りを抑え、対角線上に側腹部を開くように伸展します。

胆経のラインを伸ばすようなイメージで行います。

19 側腹部の手掌軽擦

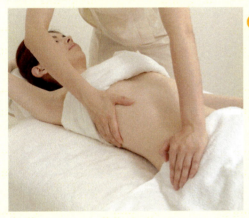

施術方法

お客様の右手は拳上したままの姿勢で、左手で骨盤を抑えます。
術者は右手で腰から脇の方へ向かって肩甲下角のライン辺りまで手掌軽擦を行います。
※リンパを流す目的で行います。

反対側も同様に 16 ～ 19 を行います。

20 腹部のS字揉捏

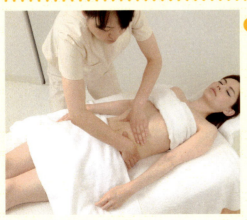

施術方法

腹部全体にS字揉捏を行います。
拇指と示指で、筋肉を挟むように捉え、絞るような刺激を繰り返し行います。

特に緊張している部位や固い部分を揉みほぐすように行います。

※強さには十分注意します。

1．腹部の痩身トリートメントの手順

4．美腰のための痩身トリートメント

21　腹部のゆらし

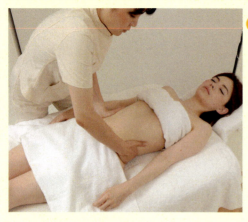

施術方法

側腹部を掌で挟むようにし、腹部全体を細かくゆらします。

22　季肋部の両拇指強擦

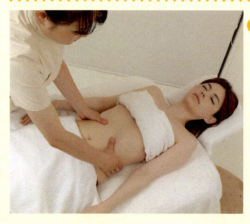

施術方法

鳩尾から帯脈に向かって拇指強擦を行います。

両季肋部を広げるようなイメージでゆっくりと数回行います。

23　下腹部の手掌強擦

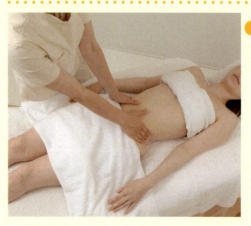

施術方法

帯脈穴から関元穴に向かって手掌強擦を行います。

上前腸骨棘に沿って絞るように数回行います。

24 手掌圧迫　神闕穴

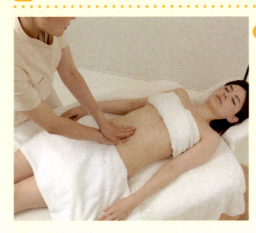

施術方法
神闕穴（臍）に手掌を重ねてあてます。

ゆっくりと手掌で圧を加えていき、軽く腹部の抵抗を感じたら、持続圧迫を行います。

経穴の位置
臍の中央に取る。

25 腹部の手掌軽擦

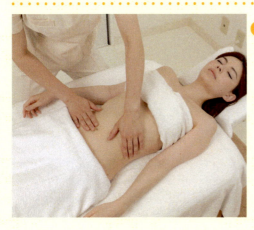

施術方法
2と同様に臍を中心に時計回りに円を描くように手掌軽擦を行います。

これで腹部のトリートメントを終了します。

1．腹部の痩身トリートメントの手順

4．美腰のための痩身トリートメント

2. 腰背部の痩身トリートメントの手順

1 腰背部のオイル塗布

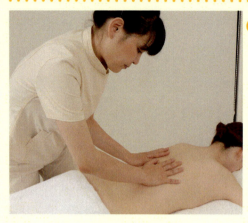

施術方法

術者はベッドの脇に立ちます。
手のひら全体にオイルを適量取り、肩甲骨下角辺りから仙骨まで腰背部全体にオイルを塗布します。

2 腰背部の手掌軽擦①

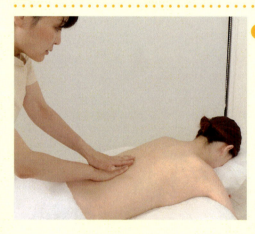

施術方法

術者はお客様の頭の方を向きます。
両手掌を重ねて仙骨から脊柱の上（督脈）に沿って肩甲骨下角の高さまで手掌軽擦を行います。

3 腰背部の手掌軽擦②

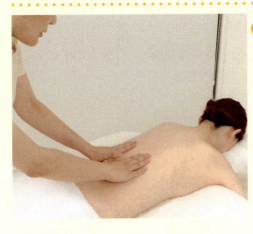

施術方法

❷の動作から続けて、肩甲骨下角の高さから脊柱起立筋（膀胱経1線）に沿って仙骨手前まで手掌軽擦を行います。

❷〜❸の動作を合わせて5回ほど繰り返します。

4 腰背部の手掌軽擦③

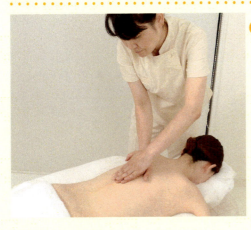

施術方法

術者はお客様の足の方に向きを変えます。
両手掌を重ねて、肩甲骨下角の高さから脊柱（督脈）に沿って仙骨手前まで手掌軽擦を行います。
仙骨の手前から両手を開くように腸骨稜に沿って側腹に向かって手掌軽擦を行います。

5 腰背部の手掌軽擦④

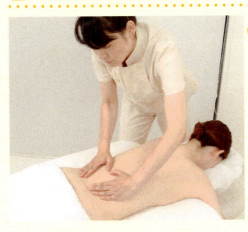

施術方法

側腹部から引き上げるように脊柱起立筋まで手掌軽擦で戻ります。そのまま脊柱起立筋上（膀胱経）を通って肩甲骨下角の高さまで手掌軽擦を行います。

❹〜❺の動作を5回ほど繰り返します。

2．腰背部の痩身トリートメントの手順

4．美腰のための痩身トリートメント

6　臀部の四指強擦

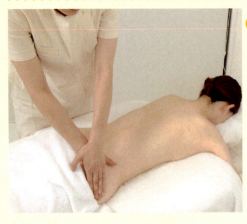

施術方法

術者はお客様の腰部に向きを変えます。
お客様の臀部右側を仙骨の際から臀部側面に向って四指強擦を行います。

両手掌を重ね、中殿筋を狙うつもりで、5回ほど繰り返します。

7　仙骨部の四指頭軽擦と四指頭強擦

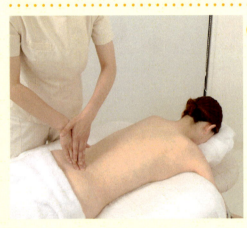

施術方法

正中仙骨稜から外方に向かって仙骨部の四指頭軽擦を行います。その後、四指頭強擦も行います。

※刺激部位は、八髎穴を意識して行います。

8　腰部の四指強擦

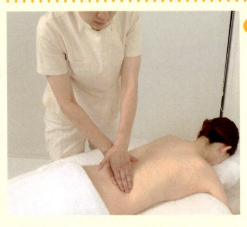

施術方法

両手掌を重ねて、腸骨上端から第1腰椎の高さを正中から脇に向い、四指強擦を行います。

※これを5回ほど繰り返します。

9 背部の四指強擦

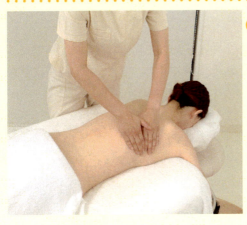

施術方法

両手を揃えて、第12胸椎から肩甲骨下角の高さまで、正中から脇に向い、肋骨に沿って四指強擦を行います。

10 側腹部のS字揉捏

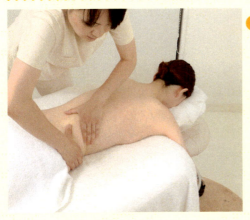

施術方法

ウエスト部分を両手で揉みこむようにS字揉捏を行います。
ウエスト部分の筋肉が柔らかくなるまで続けます。

11 側腹部の両手掌強擦

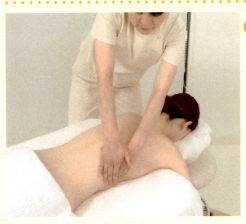

施術方法

両手を重ねて、側腹部から腋窩までリンパを流すように手掌強擦を行います。

反対側も同様に 6 〜 11 を行います。

4. 美腰のための痩身トリートメント

12　経穴指圧　膈兪穴

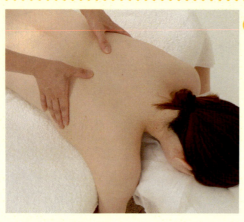

施術方法
両拇指を使って左右の膈兪穴を刺激します。1穴に対し、2秒間程度圧迫を加え、経穴刺激を行います。

経穴の位置
第7胸椎棘突起下縁の高さで正中線の外方1寸5分に取る。

13　経穴指圧　肝兪穴

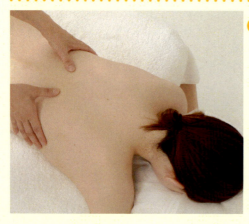

施術方法
両拇指を使って左右の肝兪穴を刺激します。1穴に対し、2秒間程度圧迫を加え、経穴刺激を行います。

経穴の位置
第9胸椎棘突起下縁の高さで正中線の外方1寸5分に取る。

14　経穴指圧　脾兪穴

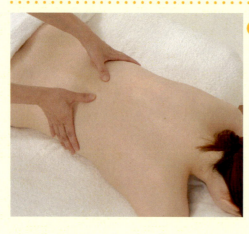

施術方法
両拇指を使って左右の脾兪穴を刺激します。1穴に対し、2秒間程度圧迫を加え、経穴刺激を行います。

経穴の位置
第11胸椎棘突起下縁の高さで正中線の外方1寸5分に取る。

15　経穴指圧　腎兪穴

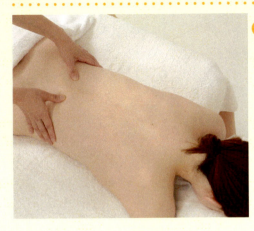

施術方法

両拇指を使って左右の腎兪穴を刺激します。1穴に対し、2秒間程度圧迫を加え、経穴刺激を行います。

経穴の位置

第2腰椎棘突起下縁の高さで正中線の外方1寸5分に取る。

16　経穴指圧　志室穴

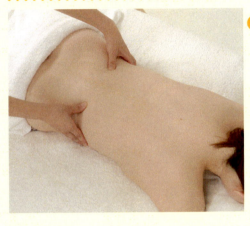

施術方法

両拇指を使って左右の志室穴を刺激します。1穴に対し、2秒間程度圧迫を加え、経穴刺激を行います。

経穴の位置

第2腰椎棘突起下縁の外方3寸に取る。（腎兪の外方1寸5分に取る。）

17　経穴指圧　大腸兪穴

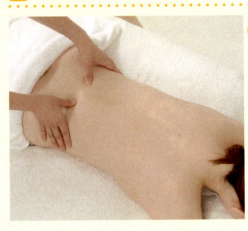

施術方法

両拇指を使って左右の大腸兪穴を刺激します。1穴に対し、2秒間程度圧迫を加え、経穴刺激を行います。

経穴の位置

第4腰椎棘突起下縁の外方1寸5分に取る。

4．美腰のための痩身トリートメント

18　経穴指圧　次髎穴

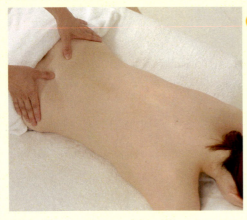

施術方法
両拇指を使って左右の次髎穴を刺激します。
1穴に対し、2秒間程度圧迫を加え、経穴刺激を行います。

経穴の位置
上後腸骨棘と正中仙骨稜とのほぼ中央に取る。

19　腰背部の手掌軽擦①

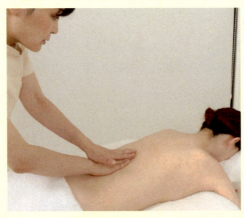

施術方法
術者はお客様の頭の方を向きます。
両手掌を重ねて仙骨から脊柱の上（督脈）に沿って肩甲骨下角の高さまで手掌軽擦を行います。

※手順2と同じ動作です。

20　腰背部の手掌軽擦②

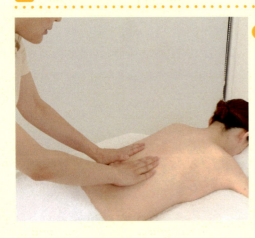

施術方法
19の動作から続けて、肩甲骨下角の高さから脊柱起立筋（膀胱経1線）に沿って仙骨手前まで手掌軽擦を行います。

※手順3と同じ動作です。

19～20の動作を合わせて5回ほど繰り返します。

21 腰背部の手掌軽擦③

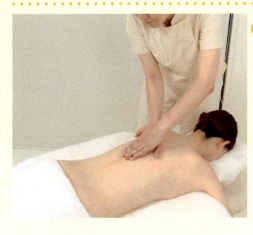

施術方法

術者はお客様の足の方に向きを変えます。
両手掌を重ねて、肩甲骨下角の高さから脊柱（督脈）に沿って仙骨手前まで手掌軽擦を行います。
仙骨の手前から両手を開くように腸骨稜に沿って側腹に向かって手掌軽擦を行います。
※手順 4 と同じ動作です。

22 腰背部の手掌軽擦④

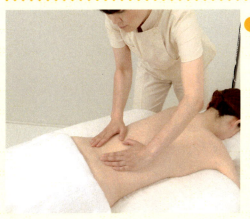

施術方法

側腹部から引き上げるように脊柱起立筋まで手掌軽擦で戻ります。そのまま脊柱起立筋上（膀胱経）を通って肩甲骨下角の高さまで手掌軽擦を行います。
21〜22の動作を合わせて5回ほど繰り返します。

23 督脈の手掌軽擦

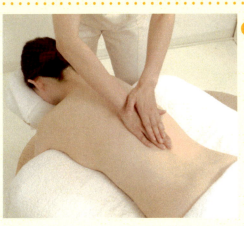

施術方法

脊柱（督脈）を下って仙骨底に向かい、臀部側面まで手掌軽擦を行います。

2．腰背部の痩身トリートメントの手順

4．美腰のための痩身トリートメント

24　腰部の四指強擦

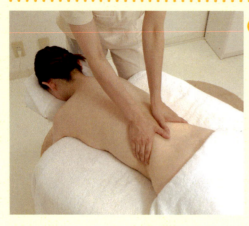

施術方法

臀部から腹部を絞るように脊柱に向って、手掌強擦を行います。23と24の動作を5回程繰り返します。

これで腰背部のトリートメントを終了します。

5. 美脚のための痩身トリートメント

　美しい脚の条件には、肌の肌理が細かく綺麗であり、足首がくびれて細く、太ももはすらっとしており、ヒップラインが引き締まっているなど様々な要素があると言われています。足が太くなる理由としては、脂肪が多くついている脂肪太りや、筋肉が発達している筋肉太り、水分の停滞による水太りなどがあり、ほとんどの場合は色々な原因が絡み合って起こっていることが多いようです。一般的に脂肪がつきやすい原因は、消費カロリーよりも摂取カロリーが多いために起こります。特に大きな筋肉は脂肪が付きやすく太ももの裏側は太くなりやすいと言われています。筋肉太りの原因は、運動をしていた人が運動をやめた後も食べる量が変わらないため、余分な脂肪が筋肉の上についている場合や、歩き方に癖があるため、身体のある一部に偏った筋肉がついて太くなってしまう場合などがあると言われています。水太りの原因は、筋肉の量が少ない上に、あまり身体を動かさないためリンパの流れが悪くなり足がむくみやすく、太くなってしまうと言われています。このように足が太いと言っても人によってその原因は異なります。施術する脚がどのような状態なのかをしっかりと把握し、その状態に合わせたトリートメントを行うことで、施術効果にも影響がでてくると言えます。美脚のための痩身トリートメントでは特にふくらはぎと大腿部の筋肉の状態や、関節の動きを良くし、足首やお尻を引き締める施術を行います。特に日頃から動かすことができる足の大きな筋肉は、計画を立てて意識的に動かすことで効果が出やすと考えられます。そのためには筋肉の起始と停止や動き、リンパの走行などもしっかりと頭に入れて施術を行うことが大切になります。

1．下肢前面の痩身トリートメントの手順

1 オイル塗布

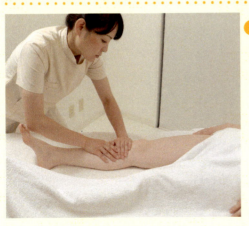

施術方法

術者はお客様の脇に立ちます。
オイルを適量手に取り、足の指先から大腿部まで万遍なくオイルを塗布します。

2　下肢全体の手掌軽擦

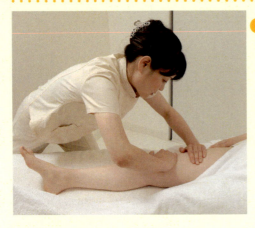

施術方法

足首から鼠径部まで両手で手掌軽擦を行います。下腿の前面は膝などにより、少し凸凹があるため、手をしっかりと皮膚に密着をさせ、膝関節には圧がかかり過ぎないように気を付けて行います。

これを5回程行います。

3　足背の拇指軽擦

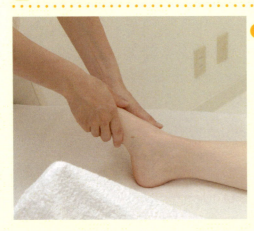

施術方法

足部を保持してから、足背の拇指軽擦を行います。左右の拇指を交互に滑らせ、半円を描くように刺激をします。

4　中足骨間の拇指強擦

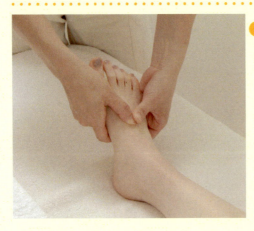

施術方法

中足骨間の拇指強擦を行います。
指の付け根から足の甲に向かってゆっくりと圧を加えながら拇指強擦を行います。拇指側から順に小指側まで四つのラインを刺激します。

1. 拇指と示指の間
2. 示指と中指の間
3. 中指と薬指の間
4. 薬指と小指の間

5 足指のらせん揉捏

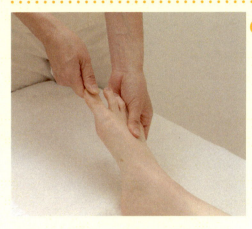

施術方法

拇指と示指でお客様の足指の上下を挟みます。そのまま指の付け根から指先に向かって円を描くように揉捏し、最後に指を牽引します。次に足指を左右から挟み、同じように刺激を行います。

※拇指から順に小指まで行います。

6 足首回りの拇指軽擦

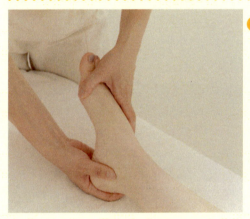

施術方法

足首回りの拇指軽擦を行います。踝の内側と外側に拇指を当て、半円を描くように刺激をしていきます。

※リンパを流す目的で行います。

7 下腿前面の手掌強擦

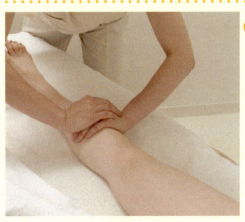

施術方法

両手掌を使って足首から膝に向かい、手掌強擦を行います。

※5回程行います。

1. 下肢前面の痩身トリートメントの手順

5. 美脚のための痩身トリートメント

8　胃経の拇指強擦と経穴指圧　足三里穴

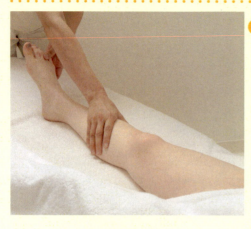

施術方法
胃経ラインに沿って足首から膝の下まで拇指強擦を行います。
解渓穴付近からスタートし、足三里穴まで上がり、拇指圧迫を行います。

経穴の位置
犢鼻穴の下方3寸で、前脛骨筋中に取る。

9　胆経の拇指強擦と経穴指圧　陽陵泉穴

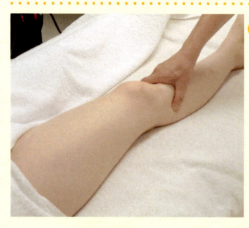

施術方法
胆経ラインに沿って足首から膝の下まで拇指強擦を行います。
外踝の上付近からスタートし、陽陵泉穴まで上がり、拇指圧迫を行います。

経穴の位置
腓骨頭前下方の陥凹部に取る。

10　脾経の拇指強擦と経穴指圧　陰陵泉穴

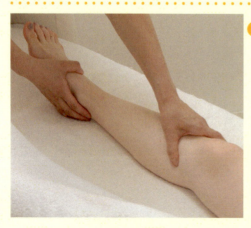

施術方法
脾経ラインに沿って足首から膝の下まで拇指強擦を行います。
内踝の上付近からスタートして陰陵泉穴まで上がり、拇指圧迫を行います。

経穴の位置
脛骨内側縁を撫で上げたとき、指が止まる陥凹部に取る。

11　膝の手掌軽擦と拇指強擦

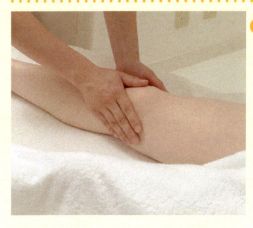

施術方法

膝全体を包むように手掌軽擦を行います。次に膝蓋骨上部を外側から内側へ向かって拇指強擦を行い、更に膝蓋骨下部を外側から内側へ向かって拇指強擦を行います。

※リンパを流す目的で行います。
※膝の内側は刺激に弱いため圧に気を付けて行います。

12　大腿部前面の手掌強擦

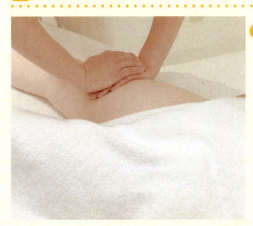

施術方法

両手を重ね、膝上から鼠径部に向かい、ゆっくりと圧を加えながら手掌強擦を行います。

※筋肉を緩めリンパを流す目的で行います。
※5回程行います。

13　大腿部外側面の手掌強擦

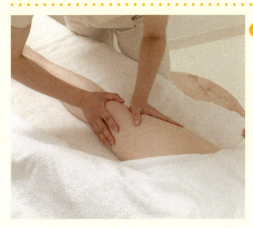

施術方法

大腿部外側に手掌を当て、膝上から股関節に向かい、ゆっくりと圧を加えながら手掌強擦を行います。

※筋肉を緩めリンパを流す目的で行います。
※5回程行います。

14 大腿部内側面の手掌強擦

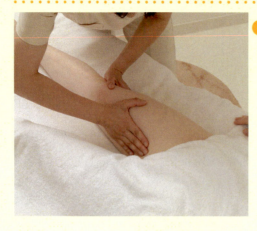

施術方法

大腿部内側に手掌を当て、膝上から鼠径部に向かい、ゆっくりと圧を加えながら手掌強擦を行います。

※筋肉を緩めリンパを流す目的で行います。
※5回程行います。

15 大腿部前面の手掌軽擦

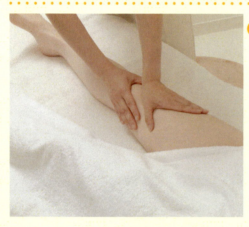

施術方法

膝上から鼠径部に向い、ゆっくりと圧を加えながら手掌軽擦を行います。

※刺激するラインは、鼠径リンパ節に向かって内側にカーブします。
※筋肉を緩めリンパを流す目的で行います。
※5回程行います。

16 大腿部のらせん揉捏

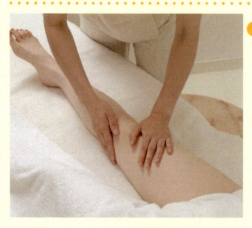

施術方法

両手を大腿部全体に密着させ、手を交互に動かし、らせん揉捏を行います。

膝上から鼠径部の方に向かって行います。

17 大腿部のS字揉捏

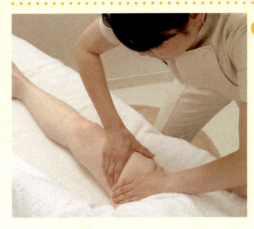

施術方法

両手を大腿部全体に密着させ、手を交互に動かし絞るようにS字揉捏を行います。

膝上から鼠径部の方に向かって行います。

18 下肢全体の手掌軽擦

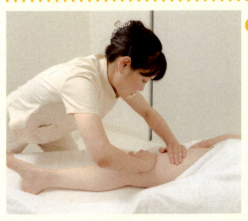

施術方法

足首から大腿部の付け根まで両手で手掌軽擦を行います。

※手順2と同じ動作です。
※5回程行います。
※反対側の足も同様に施術を行います。

1. 下肢前面の痩身トリートメントの手順

5. 美脚のための痩身トリートメント

2．下肢後面の痩身トリートメントの手順

1　下肢後面のオイル塗布

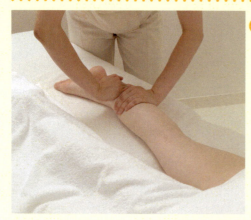

施術方法

術者はベッドの脇に立ちます。
オイルを適量手に取り、足裏から大腿部のつけ根までオイルを塗布します。

2　下肢全体の手掌軽擦

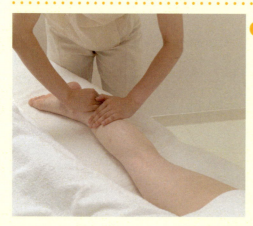

施術方法

アキレス腱の辺りから大腿部の付け根まで両手で手掌軽擦を行います。

※5回程行います。

3 足底の手掌軽擦

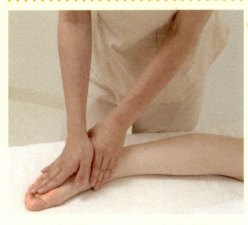

施術方法

手のひらで踵を支えます。
踵から指のつけ根に向けて足底に手掌軽擦を行います。

※5回程行います。

4 足底の拇指強擦

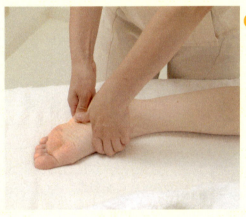

施術方法

拇指を重ねて、踵から指の付け根に向けて拇指強擦を行います。

足底は3つのラインに分けて行います。
1. 外側のライン
2. 中央のライン
3. 内側のライン

5 足底の手拳強擦

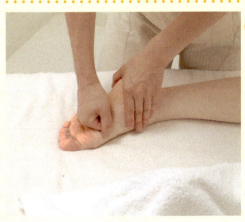

施術方法

再び踵を支え、手で拳を握り踵から指のつけ根に向けて手拳強擦を行います。

※5回程行います。

2．下肢後面の痩身トリートメントの手順

5．美脚のための痩身トリートメント　129

6 足底の手根強擦

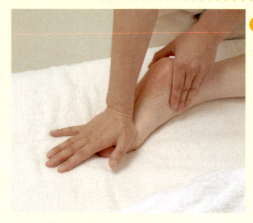

施術方法

踵を支えたまま、手根で踵から指のつけ根に向けて手根強擦を行います。

※5回程行います。

7 経穴指圧　湧泉穴

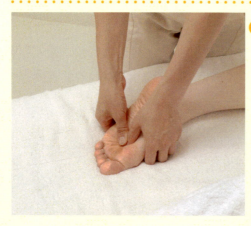

施術方法

拇指を重ねて、湧泉穴に拇指圧迫を行います。経穴に対し、2秒間程度圧迫を加えます。

経穴の位置

足の指を屈曲した際、足底で最も窪むところに取る。

8 下腿部の拇指強擦

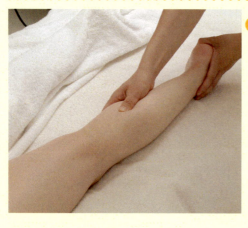

施術方法

アキレス腱の辺りから膝裏（委中）に向かい、ふくらはぎの拇指強擦を行います。

ふくらはぎは3つのラインに分けて行います。
1. 外側のライン
2. 中央のライン
3. 内側のライン

9 経穴指圧　委中穴

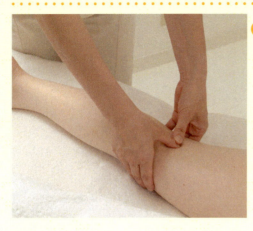

施術方法
両拇指を使って委中穴の拇指圧迫を行います。
経穴に対し、2秒間程度圧迫を加えます。

経穴の位置
膝窩横紋の中点に取る。

10 膝裏の輪状揉捏

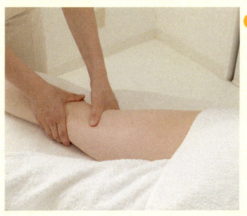

施術方法
両拇指で膝裏に輪状揉捏を行います。膝裏の張りをほぐし、リンパ液を流すようゆっくりと行います。

11 下肢全体の手掌軽擦

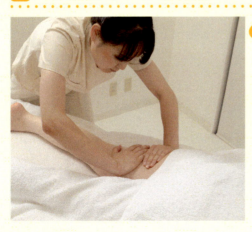

施術方法
アキレス腱の辺りから大腿部のつけ根に向かって両手で手掌軽擦を行います。

※5回程行います。

2. 下肢後面の痩身トリートメントの手順

12　大腿部の手掌強擦

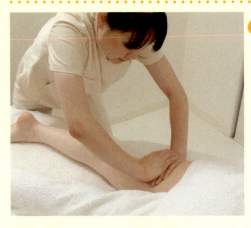

施術方法
両手掌を重ねて委中穴辺りから承扶穴に向かい手掌強擦を行います。

13　大腿部の手根強擦

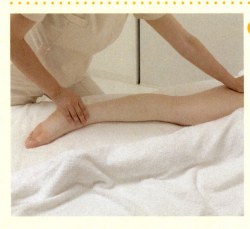

施術方法
委中穴辺りから承扶穴に向かい手根強擦を行います。

大腿部は3つのラインに分けて行います。

1. 外側（胆経）ライン
2. 中央（膀胱経）ライン
3. 内側（陰経）ライン

14　下肢全体のＳ字揉捏

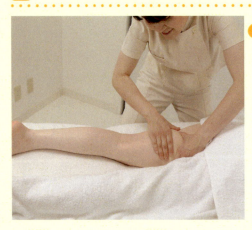

施術方法
下腿部から大腿部にかけてＳ字揉捏を行います。
拇指と示指で、筋肉を挟むように捉え、絞るように行います。
特に緊張している部位や固い部分を揉みほぐすように行います。

※強さには十分注意をしながら行います。

15 経穴指圧　承扶穴

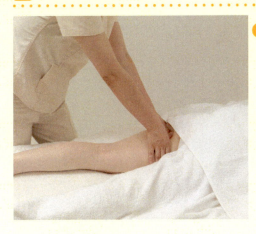

施術方法
両拇指を使って承扶穴の拇指圧迫を行います。経穴に対し、2秒間程度圧迫を加えます。

経穴の位置
殿溝の中点に取る。

16 経穴指圧　風市穴

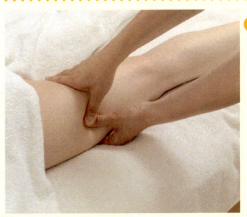

施術方法
両拇指を使って風市穴の拇指圧迫を行います。経穴に対し、2秒間程度圧迫を加えます。

経穴の位置
直立し、上肢を大腿外側に沿って下垂した際、中指頭が当たるところで腸脛靭帯と大腿二頭筋との間に取る。

17 経穴指圧　殷門穴

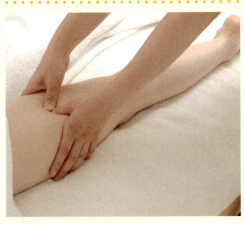

施術方法
両拇指を使って殷門穴の拇指圧迫を行います。経穴に対し、2秒間程度圧迫を加えます。

経穴の位置
承扶と委中を結ぶ線の中点の上方1寸で、大腿二頭筋と半腱様筋との間に取る。

2. 下肢後面の痩身トリートメントの手順

5. 美脚のための痩身トリートメント

18　経穴指圧　委中穴

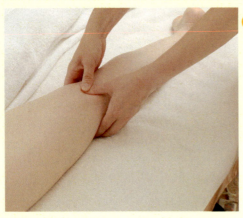

施術方法

両拇指を使って委中穴の拇指圧迫を行います。経穴に対し、2秒間程度圧迫を加えます。

経穴の位置

膝窩横紋の中点に取る。

19　経穴指圧　承筋穴

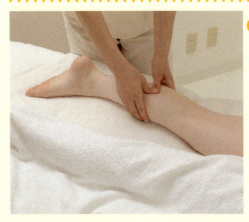

施術方法

両拇指を使って承筋穴の拇指圧迫を行います。経穴に対し、2秒間程度圧迫を加えます。

経穴の位置

委中穴と承山穴を結ぶ線の中点から下方1寸に取る。

20　経穴指圧　承山穴

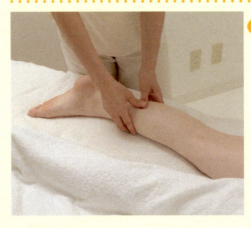

施術方法

両拇指を使って承山穴の拇指圧迫を行います。経穴に対し、2秒間程度圧迫を加えます。

経穴の位置

委中の下方8寸に取る。

21 経穴指圧　崑崙穴

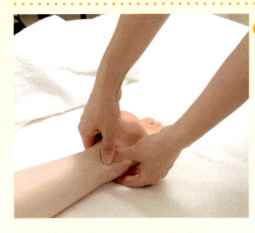

施術方法
両拇指を使って崑崙穴の拇指圧迫を行います。経穴に対し、2秒間程度圧迫を加えます。

経穴の位置
外踝尖とアキレス腱の間の陥凹部に取る。

22 下肢全体の手掌軽擦

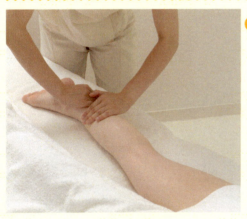

施術方法
アキレス腱辺りから大腿部のつけ根に向かい両手で手掌軽擦を行います。

※余分な水分や脂肪を流すようなイメージで行います。
※5回程行います。
※反対側の足も同じように施術を行います。

　以上が折橋式美容鍼灸「美痩鍼」の痩身トリートメントの手順になります。

　美容鍼灸の施術は、鍼灸師の資格を取得している者であれば誰でも行うことができます。折橋式美容鍼灸「美痩鍼」では、これらの施術の過程に加えて痩身トリートメントを行います。全身の痩身トリートメントはマッサージや手技療法の経験がない鍼灸師には相当な練習が必要になると思います。しかし鍼と組み合わせることで、痩身に対する相乗効果やお客様の満足度などが期待できます。
　マッサージの経験がある方の場合は、ゆっくりとした圧を加える動作に慣れることが大事です。ただ手順通りに施術をするのではなく、お客様の身体の状態に合わせて目的を持って施術が行えるようになるまで繰り返し練習を行ってみて下さい。

第7章 美痩鍼のための解剖学

　折橋式美容鍼灸「美痩鍼」では、肥満を解消することで生活習慣病が原因で起こる疾患についても予防することができると考えています。しっかりとした結果を出すためには、様々な医学的知識も必要になります。例えば鍼を刺すために正確な経穴の位置を捉えるには骨格や筋肉の位置が指標になります。痩身のためのボディトリートメントを行う際には、筋肉の付き方、ハリや弾力性を確認しながら行います。特に血流の改善やリンパの流れを良くするためには、血液やリンパ液が流れる走行などを理解しておくことが重要です。この章では、美痩鍼を行う上で最低限必要な解剖・生理についてご紹介をしていきます。

1. 筋系

1) 筋肉の種類と働き

　筋肉には、骨格筋、心筋、平滑筋の3種類の筋組織があります。筋肉は、収縮と弛緩を交互に行うことによって、四つの働きを行っています。

① 骨格筋によって、骨を動かし歩いたり、手を伸ばしたりなど動作を生み出す働き
② 骨格筋を収縮することで関節を固定し姿勢を保つ働き
③ 心筋が収縮することで全身に血液を送ったり、平滑筋を持続的に収縮することによって胃の中の食べ物や、膀胱内の尿を運搬や貯蔵する働き
④ 筋肉を収縮する際に、産生される熱によって体温を維持する働き

2) 筋の代謝

　筋収縮には、多量のATPが必要になります。しかし、筋繊維内にはATPが少ないため、多くのATPを産生する必要があります。このATPを産生する一連の反応が筋肉の代謝になります。

　筋繊維がATPを産生するには、①クレアチン、②非酸素細胞呼吸、③有酸素細胞呼吸の3種類の方法があります。

① 筋肉の弛緩時にATPから作られるクレアチンリン酸は、高エネルギーのリン酸群

をADPに渡すことでATPを産生します。
② 筋肉の活動が持続してクレアチン酸を使い果たした時に、筋繊維中のグルコースが分解されてATPを産生します。
③ 酸素を必要として、ピルピン酸がミトコンドリアに進入することで、ATP、水、熱、二酸化炭素を産生します。

ウォーキングなどの運動で、10分以上身体を動かすためには大量のエネルギーが必要になります。そのうち90%のATPは有酸素系によって供給されます。そのため、毎日10分以上の有酸素運動を続けることは、筋肉の代謝を高めることができ、ダイエットにとても有効であると言えます。

3) 主な骨格筋

美しく痩せるためには、筋肉を増やして脂肪を減らすことを目的とします。美痩鍼の施術では、骨格筋の柔軟性を保ち、血流を良くすることで、細胞に酸素や栄養の供給を行い、老廃物を回収して排泄をスムーズに行うことを目指します。そのためには、筋肉の起始停止や筋肉の収縮・弛緩の方向や動作を考えて施術を行うことが重要だと言えます。

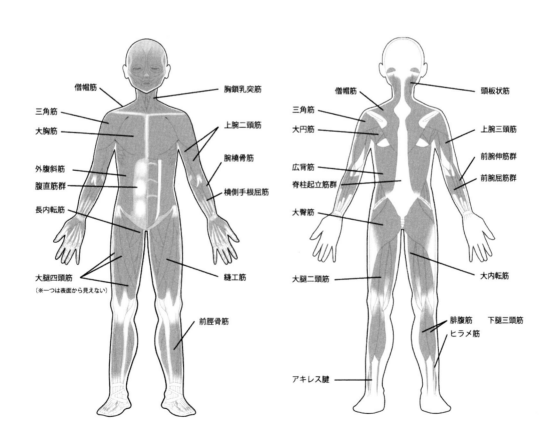

4) 美腕の施術に必要な筋肉の起始停止とその作用

美腕のための美痩鍼で行う痩身トリートメントでは、上肢や胸部、肩背部にどのような筋肉があるかを把握しておく必要があります。綺麗な鎖骨や頚のラインを作るには以下の筋肉をしっかりと覚えておきましょう。

1. 胸部の筋

	筋肉	起始	停止	作用
1	大胸筋	鎖骨（内側 1/2）、胸骨と肋軟骨、腹直筋鞘	上腕骨大結節稜	肩関節を屈曲、内転・内旋する
2	小胸筋	第 2〜5 肋骨	肩甲骨烏口突起	呼吸を補助する筋
3	鎖骨下筋	第 1 肋骨	鎖骨下面	鎖骨を下内方に引き、胸鎖関節を保護する
4	前鋸筋	第 1〜8 肋骨	肩甲骨内側縁	肩甲骨を前に引く、下角を前に引いて肩甲骨を回す

2. 肩背部の筋

	筋肉	起始	停止	作用
1	僧帽筋	外後頭隆起、項靱帯、棘突起（全胸椎＋第 7 頚椎）	肩甲棘（肩甲骨）、肩峰（肩甲骨）、鎖骨外側 1/3	上部は肩甲骨と鎖骨を挙上する、中部は肩甲骨を内方に引き固定する　下部は肩甲骨を回転し、上腕の挙上を助ける
2	広背筋	棘突起（第 7 胸椎以下の胸椎・腰椎・仙骨）、腸骨稜、下位（第 9〜12）肋骨　肩甲骨下角	上腕骨小結節稜	肩関節の内転、内旋、さらに背部へ回るように働く
3	肩甲挙筋	第 1〜4 頚椎横突起	肩甲骨上角	肩甲骨を上内方に引く
4	小菱形筋	第 6・7 頚椎棘突起	肩甲骨内側縁上部	
5	大菱形筋	第 1〜4 胸椎棘突起	肩甲骨内側縁	
6	三角筋	肩甲骨の肩峰・肩甲棘・鎖骨の外側 1/3	三角筋粗面	肩関節を外転する（側方挙上）屈曲する（前方挙上）伸展する（後方挙上）
7	棘上筋	棘上窩（肩甲骨）	上腕骨大結節	肩関節を外転する
8	棘下筋	棘下窩	上腕骨大結節	肩関節を外旋する

9 小円筋	肩甲骨外側縁	上腕骨大結節	肩関節を外旋する
10 大円筋	肩甲骨下角	上腕骨小結節稜	肩関節の内旋・内転をする
11 肩甲下筋	肩甲下窩	上腕骨小結節	肩関節を内旋する

3. 上腕の筋

屈筋群

筋肉	起始	停止	作用
1 上腕二頭筋 ①長頭	関節上結節（肩甲骨）	橈骨粗面（橈骨）	肘関節の屈曲・前腕を回外する
②短頭	烏口突起		
2 烏口腕筋	烏口突起（肩甲骨）	上腕骨体	肩関節の屈曲・内転をする
3 上腕筋	上腕骨前面の下半部	尺骨粗面（尺骨）	肘関節を屈曲する

伸筋群

筋肉	起始	停止	作用
1 上腕三頭筋 ①長頭	関節下結節（肩甲骨）	肘頭	肘関節を伸展する
②外側頭	上腕骨外側面		
③内側頭	上腕骨後面		
2 肘筋	上腕骨外側上顆	尺骨上部後面	

4. 前腕の筋

屈筋群

筋肉	起始	停止	作用
1 円回内筋 ①上腕頭	内側上顆（上腕骨）	円回内筋粗面 （橈骨）	前腕の回内と肘関節を屈曲する
②尺骨頭	鉤状突起（尺骨）		
2 橈側手根屈筋	内側上顆	第2・3中手骨底	手関節の屈曲・外転（橈屈）をする
3 長掌筋	内側上顆	手掌腱膜	手関節を屈曲する
4 尺側手根屈筋 ①上腕頭	内側上顆	豆状骨・第5中手骨底	手関節の屈曲・内転（尺屈）をする
②尺骨頭	尺側上半部の後縁		
5 浅指屈筋 ①上腕尺骨頭	内側上顆、尺骨粗面（尺骨）	第2～5中節骨底	第2～5指のDIP関節を屈曲する
②橈骨頭	橈骨上部の前面		
6 深指屈筋	尺骨前面、前腕骨間膜	第2～5末節骨底	第2～5指のDIP関節を屈曲する
7 長拇指屈筋	橈骨前面、前腕骨間膜	拇指末節骨底	拇指のMP・IP関節を屈曲する
8 方形回内筋	尺骨下部前面	橈骨下部前面	前腕を回内する

伸筋群

筋肉	起始	停止	作用
1 腕橈骨筋	上腕骨下部外側縁	橈骨茎状突起	肘関節を屈曲する
2 長橈側手根伸筋	上腕骨外側上顆	第2中手骨底	手関節の伸展（背屈）・外転（橈屈）をする
3 短橈側手根伸筋	上腕骨外側上顆	第3中手骨底	
4 総指伸筋	上腕骨外側上顆	第2～5指の中節骨と末節骨	手関節を伸展（背屈）・第2～5指の伸展をする
5 小指伸筋	上腕骨外側上顆	第5指の指伸筋腱	第5指を伸展させる
6 尺側手根伸筋	上腕骨外側上顆、尺骨後面	第5中手骨底	手関節の伸展・内転（尺屈）をする
7 回外筋	上腕骨外側上顆、尺骨回外筋稜	橈骨上部外側面	前腕を回外する
8 長拇指外転筋	橈骨および尺骨後面・前腕骨間膜	第1中手骨底	拇指を外転する
9 短拇指伸筋	橈骨下部後面、前腕骨間膜	拇指基節骨底	拇指のMP関節を伸展する
10 長拇指伸筋	尺骨後面、前腕骨間膜	拇指末節骨底	拇指のMP関節を伸展する

11 示指伸筋	尺骨下部後面、前腕骨間膜	第2指の背側腱膜	示指を伸展する

5)　美腰の施術に必要な筋肉の起始停止とその作用

　美腰のための美痩鍼で行う痩身トリートメントでは、主に腹筋と背筋が対象になります。特に皮下脂肪を燃焼するためには腹直筋や、くびれを作るための側腹筋などが重要な筋肉になります。また背筋は姿勢や内臓の位置を整える特に重要な筋肉になるため、これらの筋肉の起始停止と働きを把握しておく必要があります。

1.腹筋

前腹筋

筋肉	起始	停止	作用
1 腹直筋	恥骨結合、恥骨	第5〜第7肋軟骨前面、剣状突起前面	体幹を前屈する
2 錐体筋	恥骨	白線	腹直筋の働きを助ける

側腹筋

筋肉	起始	停止	作用
1 外腹斜筋	第5〜12肋骨の外面	腹直筋鞘、鼡径靭帯、腸骨稜	肋骨を引き下げ、脊柱を前屈する 体幹をまわし、側屈する 腹圧を高める
2 内腹斜筋	胸腰筋膜、腸骨稜、鼡径靭帯	第10〜12肋骨下縁、腹直筋鞘	
3 腹横筋	第7〜12肋軟骨内面、胸腰筋膜、腸骨稜、鼡径靭帯	腹直筋鞘	

後腹筋

筋肉	起始	停止	作用
1 腰方形筋	腸骨稜	第12肋骨	腰椎の側屈、両側が同時に働けば腰椎を後屈する

1.　筋系　**141**

2. 背筋

筋肉	起始	停止	作用
1 板状筋	下位（第4～第7）頚椎および上位（第1～第5）胸椎の棘突起	乳様突起（側頭骨）第1～第2頚椎横突起	頭および脊柱の背屈・側屈をする
2 脊柱起立筋	仙骨の背面・下部腰椎棘突起・腸骨稜	最も外側に位置し、肋骨に終わる（腸肋筋）、中間部に位置し、棘突起または肋骨に終わる（最長筋）内側に位置し、上位の棘突起に終わる（棘筋）	
3 横突棘筋	横突起	棘突起	
4 広背筋	棘突起（第7胸椎以下の胸椎・腰椎・仙骨）、腸骨稜、下位（第9～12）肋骨、肩甲骨下角	上腕骨小結節稜	肩関節を内転・内旋をするさらに背部へ回るように働く

6)　美脚の施術に必要な筋肉の起始停止とその作用

　美脚のための美痩鍼で行う痩身トリートメントでは、主に大腿部と下腿部の筋肉が対象になります。足首を細くして脚を長く見せるためには、下腿三頭筋や前脛骨筋などが関与し、引き締まったヒップやすらっとした脚を目指すには大腿部や臀部の筋肉の起始停止を把握する必要があります。

1. 骨盤の筋

内寛骨筋

筋肉	起始	停止	作用
腸腰筋	腸骨窩（腸骨）	大腿骨小転子	股関節の屈曲（大腿の前方挙上）、下肢を固定すると上半身を前に曲げる
①腸骨筋			
②大腰筋	全腰椎の肋骨突起第12胸椎～第4腰椎の椎体と椎間円板		

外寛骨筋

筋肉	起始	停止	作用
1 大殿筋	腸骨外面（後殿筋線の後ろ）・仙骨・尾骨の後面、仙結節靭帯	大腿骨殿筋粗面、腸脛靭帯	股関節の伸展（大腿を後方に引く）、腸脛靭帯の緊張により膝関節を伸展し、直立姿勢を保つ　股関節の外転・外旋をする
2 中殿筋	腸骨外面（前殿筋線と後殿筋線の間）	大腿骨大転子	股関節を外転（側方挙上）する前部の筋は内旋する
3 小殿筋	腸骨外面（前殿筋線と下殿筋線の間）	大腿骨大転子	股関節を外転・内旋をする
4 大腿筋膜張筋	上前腸骨棘	腸脛靭帯	股関節の屈曲・外転・内旋をする膝関節の伸展・外旋をする
5 梨状筋	仙骨前面	大腿骨大転子	股関節の外旋・股関節が屈曲しているときは股関節を外転する
6 内閉鎖筋	閉鎖膜 * の内面	大腿骨転子窩	
7 双子筋	坐骨棘	大腿骨転子窩	
8 大腿方形筋	坐骨結節	大腿骨転子間稜	股関節の外旋

* 寛骨の閉鎖孔に張られた線維性結合組織の膜

2. 大腿の筋

伸筋群

筋肉	起始	停止	作用
1 縫工筋	上前腸骨棘	脛骨粗面内側（鵞足の形成）	股関節の屈曲・外転・外旋をする膝関節の屈曲・内旋をする
2 大腿四頭筋 ①大腿直筋	下前腸骨棘	四つの筋は、合して膝蓋骨につき、膝蓋靭帯を経て脛骨粗面に終わる	股関節を伸展する大腿直筋は股関節の屈曲もする
②外側広筋	大腿骨粗線外側唇		
③中間広筋	大腿骨前面		
④内側広筋	大腿骨粗線内側唇		
3 膝関節筋	大腿骨下部前面	膝関節包	膝関節の関節包を上方に引く

1. 筋系 143

屈筋群

筋肉	起始	停止	作用
1 大腿二頭筋 ①長頭	坐骨結節	腓骨頭	股関節の屈曲・外旋 長頭は股関節の伸展も行う
②短頭	大腿骨粗線外側唇		
2 半腱様筋	坐骨結節	脛骨粗面内側部（鵞足の形成）	股関節の伸展 膝関節の屈曲・内旋を行う
3 半膜様筋	坐骨結節	脛骨内側顆の後部	

内転筋群

筋肉	起始	停止	作用
1 恥骨筋	恥骨櫛	大腿骨恥骨筋線	
2 長内転筋	恥骨体前面	大腿骨粗線内側唇	股関節の屈曲・内転を行う
3 短内転筋	恥骨下枝外面	大腿骨粗線内側唇	
4 大内転筋	坐骨結節・坐骨枝および恥骨下枝	大腿骨粗線内側唇 内転筋結節	股関節の内転 筋の上方は股関節の屈曲、下方は伸展する
5 薄筋	恥骨下枝前面	脛骨粗面の内側（鵞足の形成）	股関節の内転 膝関節の屈曲・内旋をする
6 外閉鎖筋	閉鎖膜の外面	大腿骨転子窩	股関節の外旋・内転をする

3. 下腿の筋

伸筋群

筋肉	起始	停止	作用
1 前脛骨筋	脛骨外側面・下腿骨間膜	内側楔状骨と第1中足骨の底面	足の背屈、内反をする
2 長拇指伸筋	腓骨内側面・下腿骨間膜	足背の拇指末節骨底	拇指の伸展・足の背屈・内反をする
3 長指伸筋	腓骨内側面・脛骨外側顆・下腿骨間膜	第2〜5指の指背腱膜に移行し、中節骨と末節骨に終わる	第2〜5指の伸展・足の背屈・外反をする
4 第三腓骨筋	腓骨内側面・下腿骨間膜	第5中足骨底	足の背屈・外反をする

腓骨筋群

筋肉	起始	停止	作用
1 長腓骨筋	腓骨頭・腓骨上部外側面	内側楔状骨と第1中足骨底	足関節の外反・底屈をする
2 短腓骨筋	腓骨下部外側面	第5中足骨粗面	

屈筋群

筋肉	起始	停止	作用
1 下腿三頭筋 ①腓腹筋内側頭	大腿骨内側上顆	両頭は合して踵骨腱（アキレス腱）を作り、踵骨隆起に終わる	足関節の底屈、腓腹筋は、膝関節の屈曲もする
②腓腹筋外側頭	大腿骨外側上顆		
③ヒラメ筋	腓骨頭、ヒラメ筋線（脛骨）		
2 足底筋	大腿骨外側上顆	踵骨腱の内側縁に癒合	下腿三頭筋の働きを助ける
3 膝窩筋	大腿骨外側上顆	脛骨上部後面	膝関節の屈曲・内旋をする
4 後脛骨筋	下腿骨間膜の後面	舟状骨・全楔状骨・立方骨・第2～4中足骨底	足関節を底屈・内反をする
5 長指屈筋	脛骨後面	第2～5指末節骨底	第2～5指の屈曲をする 足関節の底屈・内反をする
6 長拇指屈筋	腓骨体下部後面	拇指末節骨底	拇指の屈曲をする 足関節の底屈・内反をする

2. 血管系

1) 血液の役割

　酸素や栄養素は、血液の成分である血漿を介して毛細血管と細胞の間を移動します。血液のうち血漿が約55%を占めており、その内90%以上が水分です。その他にフィブリノーゲン、アルブミンなどのたんぱく質やコレステロールなどの脂質が含まれています。細胞に流出した血漿は間質液となり、細胞は必要な物質を取り込みます。逆に細胞で不必要となった物質を間質液から、血漿が受け取り毛細血管から静脈を通って心臓に運びます。血液のうち赤血球が44%を占めており、赤血球にはヘモグロビンというたんぱく質が含まれています。ヘモグロビンは酸素が多いところでは結合し、酸素の少ないところでは放出する性質を持っています。そのため、呼吸によるガス交換によって肺胞から体内に取り込まれた酸素はヘモグロビンと結合することができます。逆に細胞では、常にエネルギーを産生するために酸素が使われるため、ヘモグロビンは酸素を放出して二酸化炭素と結合することができます。このように血液には、様々な物質を運搬したり、水分や電解質などの

2. 血管系　**145**

バランスを保ち、エネルギーを作る際に発生する熱によって体温を一定に保つなどの役割を担っています。

2) 肺循環と体循環

　身体の細胞を養うために必要な栄養素や酸素を供給し、不要となった老廃物や二酸化炭素を回収する働きを循環器系と呼びます。血液は、その環境や状態によって働きが異なります。全身を巡り体内で不要となった二酸化炭素を多く含む血液を静脈血と言い、この血液は心臓から肺動脈を通って肺に向かいます。そして、その血液は、肺の肺胞から二酸化炭素を排出するかわりに酸素を受け取ります。この酸素を多く含む血液を動脈血と言い、肺静脈を通って心臓に向かいます。この一連の流れを肺循環と言います。肺から心臓に戻った酸素をたくさん含む血液は、大動脈を通って全身を巡り、毛細血管を介して物質の交換を行います。この物質の交換で酸素は使用され、不要な物質とともに二酸化炭素を回収して大静脈を通り心臓に戻ります。この一連の流れを体循環と言います。このように身体中の組織に、心臓と血管から血液を介して物質を循環させる役割を持つのが血管系です。一般的に循環器系というとこの血管系を指します。

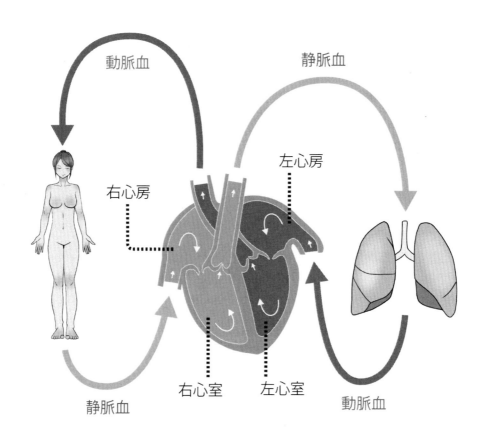

3) 動脈と静脈の走行と役割

血液を循環させるための血管には、それぞれ役割によって①動脈、②静脈、③毛細血管の3種類があります。

① 動脈は、心臓から血液が出ていく経路のことを言います。心臓は心筋の収縮と拡張を繰り返すポンプ作用によって血液を流しています。心臓から出る動脈には、二つのルートがあり、肺に向かう肺動脈と全身に向かう大動脈があります。大動脈は、頭部、上肢、体幹部、下肢へと向かい、分かれるごとに細くなって、最後には毛細血管となり、全身に分布します。
② 静脈は、心臓に血液が戻っていく経路のことを言います。静脈は、毛細血管が集まることで、太くなります。下半身の血液を集めて心臓に戻す下大静脈と、上半身の血液を集めて心臓に戻す上大静脈があります。
③ 毛細血管は、赤血球が通過できる程の極めて細い血管で、各組織に隣接して毛細血管網を形成し、酸素や栄養素の供給、また二酸化炭素や老廃物の回収を行います。

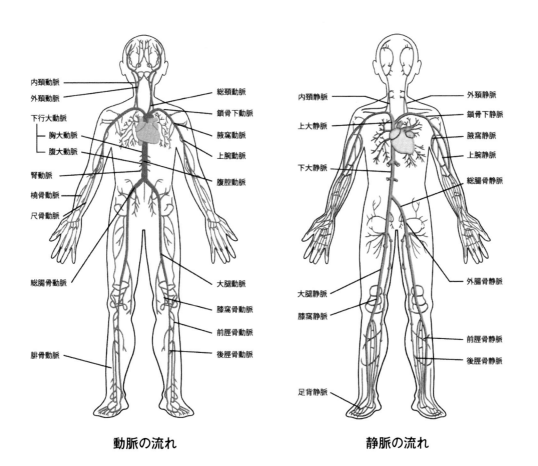

動脈の流れ　　　　　　　　　静脈の流れ

2. 血管系

3. リンパ系

1) リンパ液の役割

　人の身体は、体重の 60% を水分が占めていると言われています。体重に対して細胞内に存在する体液を細胞内液と言い、全体の 40%、細胞外に存在する体液を細胞外液と言い、全体の 20% を占めており、この細胞外液には血漿が 5% と間質液が 15% の割合で占めて存在しています。間質液は、組織液とも呼ばれ、細胞の間を満たして、栄養の供給や老廃物の運搬などを担い新陳代謝に大きく関わっています。そして、動脈の毛細血管から水や電解質などを流出します。一日の流出量は約 20 リットルで、そのうち 16 〜 18 リットルは、静脈の毛細血管から再び血管内に吸収され、その一部は脈管系のリンパ管によって回収されリンパ液となります。リンパ液は、たんぱく質や脂質を回収する役割を担い、その中には血漿成分やリンパ球なども含まれています。リンパ液はリンパ管を通って血管系に戻りますが、そのリンパ管の途中にはリンパ節があり異物や細菌を濾過するフィルターの役割を果たしています。リンパ管は、リンパ内の異物や細菌、ウィルスなどを取り込み、血管系に侵入させないように身体を守ります。このようにリンパ系は、老廃物を運び去る役割と、細菌やウィルスなどから身体を守る免疫機能の役割を持っています。免疫機能とは、人体に害を及ぼす細菌やウィルスが侵入した場合に、それらを識別して抗体を作ることで身体を守る仕組みのことを言います。リンパ液は細胞間内で一定の量を保っていますが、血管内の水分である血漿が血管外に漏れて、間質液として一定以上に増加した状態を浮腫、一般的にはむくみと言います。浮腫の状態には、病的なものと非病的なものがあり、病的な浮腫は、局所性と全身性に大別されます。局所性浮腫の原因としては、静脈瘤や血管炎、手術後などが挙げられます。全身性浮腫の原因としては、腎性浮腫 (ネフローゼ症候群や腎不全など) が多く、心不全や肝硬変などもありますが、これら病的な浮腫については、医療機関での診察が必要になると考えられます。非病的なむくみとは、間質液の増加はしているものの原因が特定の疾患に起因するものでなく、日常生活内で変動する軽度のむくみが慢性的に続いている状態を指します。一般的な水太りは、この身体のむくみを指すことが多いようです。リンパ液の中に含まれている不要なたんぱく質や病原体などを除去しリンパの流れを良くすることで、免疫力や新陳代謝が回復すると考えています。そのため、肥満における施術においては、リンパの働きやリンパの部位、リンパ液の流れを知っておくことはとても重要になります。

2) リンパ管の種類

　リンパ管は、大きさと機能の違いにより、①毛細リンパ管、②集合リンパ、③リンパ管、④リンパ本幹の四つに分類することができます。

① 毛細リンパ管は、全身に広く分布し、組織液はここからリンパ系に入るため、リンパの生成を担っています。
② 集合リンパ管は、毛細リンパ管が生成したリンパ液を集めてリンパ管に輸送する働きを持ち、毛細リンパ管と集合リンパ管を合わせて起始リンパ管とも呼びます。
③ リンパ管は、リンパ節が集まったリンパ小節があり、ここで異物は濾過され取り除かれた異物は、大食細胞が処理します。リンパ小節が収縮をするとリンパ液は次のリンパ小節へと流れていき、リンパ本幹に続きます。
④ リンパ本幹は、リンパ節で集めたリンパ液を静脈まで戻す大きなリンパ管のことで、最大のリンパ管である胸管や、上肢のリンパ液を集める短管の鎖骨下リンパ本幹、頭部や頸部からリンパ液を集める頸リンパ本幹、内臓からリンパ液を集める腸リンパ本幹、下肢や骨盤内からリンパ液を集める腰リンパ本幹などがあります。

3）　リンパ液の走行

　リンパ液の走行は、四肢の末梢から中枢に向かい、体幹部は、臍を境に四分割され、左右の上半身は腋窩リンパ節、下半身は鼠径リンパ節へと向かいます。また、腹部内臓を含

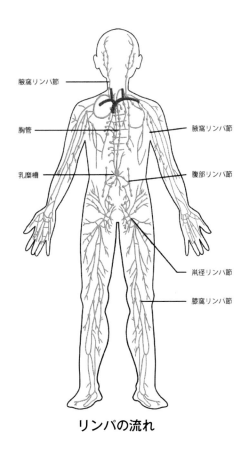

リンパの流れ

む下半身のリンパ液は、腸リンパ本幹に集まり、腰リンパ本幹1対と第2腰椎の前面で合流して胸管を形成しています。この合流部位は、小腸から吸収された脂質が腸リンパ本幹に運ばれて混入するためにリンパ液は白く濁って見えます。この合流部位は膨らんでおり、白く濁ったリンパ液を乳糜と呼ぶため、この部位を乳糜槽と言います。胸管は、上方に向かい横隔膜の大動脈裂孔を通って胸腔に入ります。ここで、左上半身から集めてきたリンパ液と合流して、左静脈角から静脈内に注いでいます。右上半身のリンパは、右のリンパ本幹に集まり、右の静脈角から静脈内に注いでいます。また、リンパの走行を考えて施術をする場合には、これらの走行に加えて分水嶺を考える必要があります。分水嶺とは、皮膚の部位によってリンパ液の排液部分が決まっており、その流れの境界にあたる部位のことを言います。通常、リンパ液はこの分水嶺を越えて他の排液部位に向かうことはなく、決まった部分に流れていきます。そのためリンパ液がどこのリンパ管を通ってどのように回収されるかを考えて施術をすることが大切になります。

　以上が、美痩鍼のための解剖学になります。美顔のための美身鍼ではフェイシャルトリートメント、美髪のための美髪鍼ではヘッドトリートメントを行っていますが、痩身のための美痩鍼では、ボディトリートメントを行います。そのため全身の骨格筋の起始停止や筋肉の働き、動脈や静脈の位置やリンパの流れなど解剖学的な知識を意識しながら施術を行うことが、しっかりと効果を上げる上で必要不可欠だと考えています。実際に筋肉などは身体を触りながら一つ一つ確認をして覚えるようにして下さい。

第8章 美痩鍼のアフターカウンセリング

　折橋式美容鍼灸「美痩鍼」では、施術後やダイエット期間中のアフターフォローとして色々なアドバイスを行います。基本的にお客様へのアドバイスは日常生活の中で実行できる内容でなければなりません。例えば、極端な話ですが夜勤の仕事をしている人に、夜はしっかり寝ましょう。と伝えても実践することが難しく、今までの生活を変えることは大変なことだと思います。日常生活を改善するには、無理をせず、継続的に徐々に変えていくことがポイントになります。ここでは健康的に美しく痩せるための基礎的なアドバイスをご紹介しますが、更に知識を深めてお客様の状態に合わせたアドバイスができるようになって下さい。

1. 食事のアドバイス

　体重は、エネルギーの摂取と消費のバランスによって増減します。エネルギー摂取においては食べ物から得られるカロリーや栄養素が元になります。そのため健康的に痩せるには必要なカロリーと栄養素を損なうことなく制限することが重要となり、食事の質や食べ方などに工夫が必要となります。ここでは、施術後のアフターフォローとして、私たち鍼灸師が伝えられる食事のアドバイスについてご紹介していきたいと思います。

1)　食事の回数は減らさない。

　食事の回数については、色々な説がありますが、一日三食きちんと食べることを推奨しています。食事の回数を一日一回や二回にすると、次の食事までの間隔が空き過ぎてしまうため、私たちの身体は、飢餓の状態を恐れ、エネルギーをできるだけ脂肪として蓄えるように働きます。つまり、食事の回数を減らすということは、かえって吸収率を高め、痩せにくい状態を招いてしまいます。

2)　食事の時間帯を意識する。

　本来食事は、ある程度決まった時間に取ることで身体のリズムが整い、健康的な生活を送ることができると考えられています。しかし、仕事や家事などの関係上、毎日同じ時間に食事を取ることは難しいという方もいらっしゃいます。その場合は、朝食から昼食ま

での時間を最低4時間は空けるようにし、夕食を多く取りすぎないためにも昼食は、しっかりと取るようにします。夕食は、21時までには済ませるようにし、就寝時間の3時間前までには終えるようにします。

3) 食事のバランスに気を付ける。

　三食の食事は、朝が軽め、昼にしっかり、夜は軽めがお勧めです。朝は、身体が眠りから覚めたばかりのため胃に負担の少ない食事が良いと思います。朝食は、和食中心の軽めの食事や、ヨーグルト、フルーツや野菜のスムージーなどがお勧めです。ただし果物は糖分が多いため、取りすぎには注意が必要です。昼は、身体がしっかり働く時間のためエネルギーが必要になります。ご飯やパン、お肉などを食べるなら昼食に食べることをお勧めします。ただしお肉もサシの入った牛肉にするのか？ 脂肪分の少ない鶏肉にするのか？ 考えて食事をすることが必要です。夜は、身体が休まる時間のため身体に負担の少ない食事をします。そのため夕食では、GI値の高いご飯や麺類などの炭水化物、砂糖などの甘いものは控えるようにし、熱を通した野菜や植物性のタンパク質などを多めにとれる食事を勧めます。

4) よく噛んで食べる。

　咀嚼回数が増えることで唾液の分泌も高まり、消化・吸収の働きが良くなります。また時間をかけて食事をすることで、食欲のコントロールができ、全体的な摂取量が減るため、痩身効果にも繋がります。お腹いっぱい食べ過ぎない腹八分目が基本となります。咀嚼回数は一口に20〜30回が目安です。噛むことが苦手な人は、まず今までよりも1.5〜2倍噛む回数を増やすことから指導します。一回の食事に掛ける時間を長くすることで、脳の満腹中枢に信号が送られ満足感が得られるようになります。その信号が伝わるまでに、だいたい20分程度の時間が必要とされているため、1回の食事には最低20分の時間を掛けるようにします。

5) 調理法に工夫をする。

　ダイエット中は、普段の食事より、量を控えめにすることが多くなります。量を少なくする分、一回の食事の質を上げることで満足度を得られるように工夫することが大切です。

　食材の品目は一日20種類以上を食べる。また味付けには五感を満たす五つの味（酸味、甘味、塩味、苦味、うま味）や五つの色（緑、赤、黄、黒、白）や五つの調理法（煮る、焼く、揚げる、蒸す、生のまま）などを取り入れ、満足感が得られるような料理の献立を工夫することが大切です。

6)　　ＧＩ値に気を付ける。

　今までのダイエットなどでは、カロリー値だけに意識がおかれてきましたが、現在ではGI値の存在も重要だと言われています。GI値とは、Glycemic Index（グリセミック指数、糖化指数）の略で、その食材・食品を摂取した後、2時間で血液中に現れる糖質の量を測った血糖値の上昇具合を指数で表した値です。簡単にいうとGI値の数値が低い食品ほど、血糖値の上昇が緩慢であり、太りにくい食品ということになります。また逆にGI値の数値が高い食品ほど、血糖値の上昇が急激であり、太りやすい食品と言えるため、ダイエット中には、控えたい食品ということになります。GI値は、ブドウ糖を摂取した時の血糖値上昇率を100指数として相対的に表します。適切なGI値の目安は60以下と言われています。

7)　　食べ方を工夫する。

　太りにくい食事の取り方としては、血糖値が急に上がらないGI値の低いものから食べるようにします。基本は野菜類を先に食べます。次に汁物や肉、魚類、最後にご飯などの炭水化物を食べます。野菜には食物繊維が多く含まれており、糖質の吸収を抑える働きがあります。最初に糖質の多いご飯や麺類などを食べると、血糖値も上がりやすく身体に脂肪を貯めやすくなります。また炭水化物や砂糖は、ほとんどがGI値60を超えているため、摂取量を少な目にします。また、これらの食材は取りすぎないように注意が必要ですが、極端な制限も良くありません。大切なのは全体的なバランスを取ることです。

2.　　ダイエットにお勧めの栄養素

　美しく健康的に痩せるには、必要以上のカロリーを摂取しないことが大事ですが、最低限必要なカロリーと栄養はしっかりと摂取しなければなりません。その中で栄養をバランスよく取ることが大事ですが、ダイエットの際に積極的に摂取したいお勧めの栄養素を紹介したいと思います。

1)　　タンパク質

　タンパク質は、筋肉や内臓などの身体を作る基本成分の一つです。身体の機能を正常に働かせる酵素や、ホルモン、神経伝達物質の材料にもなります。たんぱく質の不足は筋肉量を減少させ、基礎代謝量を低下させてしまうため、ダイエットを行う上では、必ず摂取しておきたい栄養素の一つです。しかし、タンパク質を多く含む食材には、脂質も多く含まれていることが多く、動物性のタンパク質を摂取する際には、脂身の少ない赤みのお肉を選んで摂取するなど良質なタンパク質を賢く摂取することが大切になります。

2) 食物繊維

食物繊維は、食事量の減少によって起こる便秘の解消にも欠かせず、ダイエット中に摂取したい栄養素の一つです。食物繊維には、水に溶ける水溶性食物繊維と水に溶けない不溶性食物繊維の2種類があります。水溶性食物繊維は、コレステロールの吸収を抑制し、血糖値の急激な上昇を抑えます。不溶性食物繊維は水を吸収し、膨潤することで便の量を増やし、排便を促します。この2種類の食物繊維をバランスよく摂取することが、とても大切になります。

3) ビタミンB群

ビタミンB群は、補酵素として糖質やタンパク質、脂質などの代謝に深く関わるビタミンです。そのため、このビタミンB群が不足するとエネルギー代謝が上手く行われず、余ったエネルギーは、脂肪として体内に蓄積されてしまいます。特に、ビタミンB_1は、糖の代謝に関与しており、ビタミンB_2は、脂質の代謝に関与していることからダイエット中には、積極的に摂取したい栄養素になります。またビタミンB群は、水溶性のビタミンで、摂取しても短時間で尿として排泄されてしまうため、一日の内でも何回かに分けて摂取するとよいと言われています。

4) ミネラル

ミネラルは、無機質とも呼ばれ、私たちの体内にある酸素や炭素、水素などを除いた、わずか4%に当たる元素のことを指しています。ごくわずかな量ですが、私たちの体の機能を調節し、人体の構成成分としての役割や生体機能の調節などの大切な役割を担っています。ミネラルの一つである亜鉛は、インスリンの合成やタンパク質合成、糖代謝やアルコール代謝に関与しており、ダイエットを成功させる上ではとても重要な栄養素と言えます。他には、甲状腺ホルモンの合成に用いられるヨウ素も、エネルギー代謝を高め、細胞の活動を活発にしたり、タンパク質合成を高めたりすることからダイエット中には、積極的に摂取したい栄養素の一つと言われています。主に亜鉛は、豚レバーや牡蠣に多く含まれ、ヨウ素は、海藻類や魚介類に多く含まれています。

※人体に存在するその他の元素：酸素（65%）、炭素（18%）、水素（10%）、窒素（3%）

5) カプサイシン

カプサイシンは、唐辛子の成分として有名ですが、交感神経を刺激し、アドレナリンの分泌を高める働きがあります。アドレナリンは、蓄積された脂肪の分解と燃焼を促進し、エネルギー代謝を高めることから、体温を高め、発汗を促し、血流促進効果があると言われているため、摂取したい栄養素の一つと言えます。ただし、大量に摂取すると胃粘膜の

損傷を引き起こしたり、脳にストレスを与えることもあると言われているため、摂取量には注意が必要です。

また最近では、トウガラシから辛みのないカプシエイトという成分が発見され、カプサイシンと同様に脂肪燃焼効果やエネルギー代謝を高める効果があり、かつ辛みが無い分、内臓などへの刺激も少ないと言われています。そのため、カプサイシンよりもダイエットなどに用いやすい成分として注目されているようです。

3. 運動のアドバイス

体重は、摂取したカロリーよりも消費エネルギーの方が勝れば減っていきます。消費エネルギーには基礎代謝と身体活動、食事誘導性体熱産生があります。身体で消費されるエネルギーの使用率は、基礎代謝が70％、運動や食事誘導性体熱産生などが30％と言われています。この数字だけをみると運動はあまり必要がないと感じるかも知れませんが、食事だけで痩せようとすると筋力や基礎代謝量も低下してしまい、痩せにくい身体になってしまうと言えます。そのため基礎代謝量や筋力を落とさずに消費エネルギーを増やすには、日々の生活環境の中に運動を取り入れる工夫が必要になります。ここでは、施術後のアフターフォローとして、私たち鍼灸師が伝えられる運動のアドバイスについてご紹介していきたいと思います。

1) 運動の進め方

運動を行う上で大切なことは、無理なく継続的に行えることです。無理な運動を始めても続かなかったり、体調を崩したりしては意味がありません。お客様が運動をすることが好きなのであれば、好きなことから始めて良いと思います。また運動が好きではない場合には、通勤や通学、買い物などの際にいつもより少し早足で歩く、エレベーターを使わずに階段を利用するなど日常生活で変えられるところから指導していきます。痩せやすく太りにくい身体をつくるための運動には、大きく分けて有酸素運動と無酸素運動の二つがあります。

2) 有酸素運動

有酸素運動は、呼吸によって体内に取り込んだ酸素を、食事から摂取した糖質や脂質と反応させることで体内エネルギーを産生します。運動すると最初に消費されるのは血液中のブドウ糖や脂肪です。その後、身体の脂肪が燃焼されるため、ゆっくりと酸素を取り入れられるペースで時間をかけて運動を行う必要があります。つまり脂肪を減らし痩せるためには有酸素運動が効果的になります。有酸素運動の具体的な例としては、ウォーキングや軽いジョギング、水泳やサイクリングなどが挙げられます。今まで脂肪を燃焼させる

156 第8章 美痩鍼のアフターカウンセリング

ための有酸素運動は 20 分以上続けなければ効果がないと言われてきました。しかし最近になって、運動開始直後から脂肪分解が始まっているという説もあり、20 分以内の短いウォーキングでも一日、数回に分けて行うことで効果はあると言われています。身体の脂肪を効率よく燃焼させるには 20 ～ 40 分程度の有酸素運動がベストだと思います。また有酸素運動を行う時間については、最も効果的なのが早朝の朝食前とされています。朝食前は、血液中の糖質や脂質が少ないため、エネルギーを作り出そうと早く体脂肪を燃焼させやすいからです。しかし大切なことは続けることなので自分の生活に合わせて、最も行いやすい時間帯から始めると良いと思います。また、有酸素運動に余裕があれば、運動強度も考えます。運動強度では、心拍数を目安にしますが、効率的のよい有酸素運動を行うには最大心拍数の 45 ～ 65％の運動強度が適切だと言われています。

　心拍数が高すぎると酸素の供給が足りなくなり無酸素運動になってしまいます。また心拍数が低すぎると脂肪燃焼の効率が悪くなるため、適度な心拍数を保ちながら運動をすることが大切になります。

3)　　実践しやすい有酸素運動

　美しく痩せるためにお勧めしたい運動にはウォーキングと水泳があります。ウォーキングは有酸素運動の中で最も日常生活に取り入れやすいと言われています。水泳は、浮力があるため足腰にかかる負担が少なく、水の抵抗によって全身の筋肉をバランスよく動かせるため消費カロリーも高いと言えます。ここでは、効果的にウォーキングと水泳を行うためのポイントを紹介していきたいと思います。

ウォーキング

　ウォーキングは、日頃の通勤や通学の移動時間、お休みの日の軽い運動として簡単に行うことができます。ただ歩くだけよりもウォーキングのコツを知っておくだけで効率よく痩せやすい身体作りが行えます。ここでは、ウォーキングのポイントについていくつか紹介していきたいと思います。

- 服装は動きやすいものを着用し、靴はウオーキングシューズか運動靴がよいでしょう。
- 姿勢は、肩の力を抜き、背筋を軽く伸ばすようにして顎を引きます。
- 歩くときの目線は、下に落とさず、遠くを見るようにします。
- 肘は軽く曲げ、足の動きと合わせて前後に振ります。
- 歩幅は、普段より広めにし、踵から着地するようにします。
- 20 分程度で少し息が上がり、軽く汗ばむ程度のスピードが良いと言われています。

　基本は、日常生活に無理なく取り入れて継続することです。通勤や通学の場合、少し早く家を出て目的地に着くまでの時間や距離を工夫すると良いと思います。ウォーキング

3.　運動のアドバイス　**157**

を目的として運動をすることができる場合には、週1～3回程度を目安にします。また1回のウォーキングにかける時間は40分程度が良いでしょう。1時間以上を一度に歩くと疲労が蓄積され、無酸素運動になってしまう可能性が高く逆効果になることもあります。

水泳

　水泳は、他の運動法とは異なり、短時間で多くのエネルギーを消費することからもダイエットには有効な運動法と言えます。水泳をした後の疲労感や空腹感は、通常の運動後よりも、強く感じることがあると思いますが、それだけ消費するエネルギーが多いということです。ここでは、ダイエットに効果的な水泳のポイントを紹介していきたいと思います。

- 水泳の前には筋肉に柔軟性を持たせるために準備運動をしっかり行います。
- 準備運動を行うことで怪我の予防や、脂肪燃焼の効率をよくすることができます。
- 水泳前には、十分な水分摂取を行っておきます。
- 最初は、15分くらい泳ぎ、5分休憩し、また泳ぐという方法を数回繰り返します。
- 水泳に体が慣れたらゆっくりとした泳ぎで一日30分～60分の水泳を行うと効果的です。
- 泳げない方の場合は、水中ウオーキングでも構いません。
- 水中の温度は体温より低いため、水泳の後は体を冷やさないようにしましょう。

　今は、以前に比べてフィットネスクラブなど一年中、泳ぐことができる環境にあります。時間帯を選べば、1カ月に数千円でも水泳を始めることができます。水泳の良いところはやはり身体にかかる負担が少なく怪我をしにくいことや、消費カロリーが大きいことが挙げられます。運動をする時間を作ることは難しいかも知れませんが、生活改善の視点から考えると、時間を作って運動をすることは意識の変化に大きな影響を与えます。

4)　無酸素運動

　無酸素運動は、酸素を使用せず、主に筋肉に蓄えられている糖質（グリコーゲン）を使ってエネルギーを消費します。無酸素運動といっても全く酸素を使用しないわけではありません。短時間に強い筋力を使用するため、メリハリのある引き締まったボディラインを作るために効果的な運動と言えます。筋肉に負荷をかけて鍛えるため、直接、脂肪が燃焼することはありませんが、筋力がつくことで、基礎代謝を高め、血行を促進するなどの効果が期待でき、太りにくい身体作りには無酸素運動も必要になります。無酸素運動の具体的な例としては、筋肉トレーニングや短距離走（ジョギング）などが挙げられます。運動習慣のない人が使用している全身の筋肉はわずか20～30％だと言われています。筋肉を作り運動を行っていると血行が良くなり体温も高くなるため脂肪の分解が行われやすく、ま

た脂肪がつきにくくなります。また部分痩せについては、理論的には不可能だと言われてきました。なぜなら、脂肪燃焼は、全身的に行われると考えられているからです。しかし部分的に筋肉をトレーニングすることでその周囲の代謝は高くなり、身体が引き締まっていくため、外観的には細くなることはあるようです。全身的に痩せながら、気になる部位を引き締めて見た目を良くすることは、可能ということになります。

5) 実践しやすい無酸素運動

美しく痩せるためにお勧めしたい無酸素運動には筋肉トレーニングがあります。筋肉トレーニングは、筋肉に負荷をかけて、筋力をアップすることが目的で、糖の代謝を上げ、脂肪を落としやすく太りにくい体質を目指します。また運動機能の向上や、姿勢の改善、メリハリのあるボディ作りに効果があります。負荷のかけ方には色々なかけ方がありますが、最初は自宅で簡単にできるトレーニングが良いと思います。自分の体重を使って負荷をかける自重トレーニングがお勧めです。

折橋式美容鍼灸「美痩鍼」は、主に美腕、美腰、美脚の三つの施術があります。筋肉トレーニングでは、それぞれ部位ごとに三つの筋肉にポイントを絞ってトレーニングを始めることを勧めています。余裕がある人は、筋肉の運動を一つずつ増やしたり、全身の筋肉をバランスよく鍛えたり、状態や環境に合わせて、トレーニング計画を立てて提案をするようにしましょう。

美腕のトレーニング

美腕では、上腕二頭筋、上腕三頭筋、大胸筋のトレーニングを勧めます。二の腕と呼ばれる筋肉は主に上腕二頭筋と上腕三頭筋で形成されています。上腕二頭筋は、力こぶをつくる筋肉で、腕を曲げたり、物を引き寄せたりする時に使うため普段からよく使う筋肉です。上腕三頭筋は、腕を伸ばしたり、物を押したりするときに使う筋肉のため、普段の生活ではあまり使うことは少ないと言えます。二の腕のたるみは、上腕三頭筋の筋力が低下し、脂肪が蓄積することで起こります。そのため上腕三頭筋と上腕二頭筋をバランスよく鍛えることが大切になります。大胸筋は、上肢の動きを安定させ制御する働きと胸郭の動きを良くし、呼吸の吸気を補助する役割があります。そのため上腕の動きを良くし、二の腕の引き締めに役立ちます。上腕の筋肉や大胸筋を鍛えることで、たるみを解消して引き締まった二の腕を作ることができます。

美腰のトレーニング

美腰では、主に腹直筋、腹側筋、背筋群の筋力トレーニングをお勧めします。まず腹直筋は、お腹の縦に付いている大きな筋肉です。腹直筋のまわりには脂肪が付きやすいため、鍛えることで内臓脂肪がお腹に付きにくくなります。腹側筋には、腹斜筋と腹横筋が

あります。腹斜筋には外腹斜筋と内腹斜筋があり腹横筋と併せて3層になっています。主にお腹のでっぱりを凹ませるには腹直筋、ウエストのくびれを作るには腹側筋を鍛える必要があります。腹横筋と腹斜筋はインナーマッスルのため鍛えることで基礎代謝も上がります。またこれらの筋肉は腹圧を高めるという役割も果たすため、体を安定させて胃や腸の内臓の位置を保持し姿勢を整えます。背筋は色々な筋肉によって構成されている筋肉群ですが、美腰で鍛えたいのは脊柱起立筋や広背筋などの筋肉です。腹筋や腹側筋と一緒に鍛えることによって、姿勢が良くなりウエストが引き締まります。

美脚のトレーニング

　美脚では、主に大腿四頭筋、大腿二頭筋、下腿三頭筋のトレーニングをお勧めします。美脚を目指すには、太ももとふくらはぎのメリハリが大切です。まず太ももをすっきりさせるためには大腿四頭筋と大腿二頭筋を鍛える必要があります。大腿四頭筋は、四つの筋肉から構成されていますが、脚を引き締めるためには特に内側の筋肉を鍛えることが大切です。また筋肉には、白筋と赤筋があり、それぞれ役割が異なります。美脚のために脚を細くするためには赤筋を鍛えることが大事だと言われています。強度の無酸素運動では、白筋は鍛えることはできますが、赤筋を鍛えることは難しいため、最初は、筋力トレーニングの負荷を少なくし、ゆっくりと呼吸をしながら行うことがポイントです。ふくらはぎをすっきりさせるには、腓腹筋とヒラメ筋を合わせた下腿三頭筋を鍛える必要があります。下肢の筋肉を鍛えることで、血流が良くなり冷え性やむくみの改善にも繋がります。

トレーニングの行い方

　具体的な方法は、インターネットや他の書籍にもたくさん出ているため割愛しますが、ここでは、筋肉トレーニングのポイントについていくつか紹介していきたいと思います。通常、鍛える筋肉の部位によって回数はことなりますが、最初は10〜12回程度の反復で、きつくなる負荷を目安に行います。しかし赤筋を鍛える筋肉トレーニングでは、負荷を少なくしたいため20回程度の運動を同じ強度で行える程度を目安にします。また一つの運動は2〜3回セットとして反復して運動を行います。セット間の休憩は、しっかりと呼吸をして1〜2分間程度休みをいれます。また筋肉トレーニングでは筋肉を休める時間も必要なため、毎日続けるのではなく週に1〜2回のペースで行います。

6)　普段から取り入れたいストレッチ

ストレッチのアドバイス

　ここでは、運動と一緒に取り入れると良いストレッチについて紹介をします。基本的にストレッチは、筋力アップやダイエットに直接効果があるとは言われていません。しかし筋肉トレーニングをする上で、ストレッチを組み合わせて行うと、筋肉の柔軟性が高まり、血液の循環が良くなります。また、日常的にストレッチを行うことで筋肉の伸び率が

高まり、関節可動域が広がると怪我をしにくくなります。また関節可動域が広がり、普段の生活動作が大きくなることによって、運動量が増えて間接的に消費エネルギーの増加に繋がると考えられています。

- ストレッチは、体が十分に温まった状態で行った方が、筋肉の柔軟性が良くなります。
- 筋肉は緊張すると伸びにくいため、なるべくリラックスした状態で行います。
- ストレッチを行う時は、正しい姿勢で行い、痛^{いた}気持ちいいくらいの強度で行います。
- ストレッチを行う時は、反動を使わずゆっくりと伸ばせるところまで伸ばすようにします。
- 筋肉を伸ばしたら、その状態をキープしますが、この時に息を止めないようにします。
- 1回の動作にかける時間は15 ～ 30秒位として、慣れてきたら1分程度行います。
- ストレッチは、毎日行った方が良く、少なくとも週に2～3回は取り入れましょう。

　ストレッチは、運動が苦手な人や、まとまった時間が取れない人などでも、簡単な動作であれば、すき間の時間で行うことができると思います。まずは意識して身体を動かすことが大事だと思います。身体を動かすことに徐々になれると、普段の日常動作で消費するエネルギーや家事や軽い運動などでもパフォーマンス力があがり、少しずつですが痩せやすくなります。また筋肉を伸ばし身体を柔らかくすることは、健康面でもメリットがたくさんあります。ダイエットの基本は、ちりも積もれば山となるだと思います。

　さて、ここでは、基本的な食事と運動、そしてストレッチのアドバイスをまとめました。実際に食事と運動の指導では、色々な方法があると思いますが、自分の知識や経験に基づいてお客様にできるアドバイスをまとめておくと良いと思います。ただし、基本的に東洋医学はバランスの学問だと考えています。何においてもバランスが大切です。極端な単品ダイエットや偏食ダイエットなどの食事指導はおススメしません。また努力目標を設定する際に、完璧主義的な発想も良くないと思います。例えば、甘いものは絶対に食べないなど、制限をかけ過ぎるとストレスが溜まり、精神的な負担が強くなります。健康管理の基本は楽しく元気に行えることが大切だと考えています。お客様に挫折感を与えることなく導くことが美容鍼灸師の役割になると思います。

索 引

アルファベット

BMI　11
GI値　154

あ

足三里　76, 124
圧迫法　58, 84
アフターカウンセリング　152

い

委中　79, 131, 134
遺伝子　14
胃熱証　31, 43
胃兪　69
殷門　79, 133
陰陵泉　76, 124

う

ウォーキング　157
烏口腕筋　139
運脾化湿　52
雲門　95

え

栄養素　17
益気補血　39
エストロゲン　41
円回内筋　140

お

横突棘筋　142
押手の作り方　57
折橋式美容鍼灸　5
温補腎陽　48, 53
温補脾腎　38, 54

か

回外筋　140
外側広筋　143
外腹斜筋　141
外閉鎖筋　144
カウンセリング　18
膈兪　67, 116
家族歴　19
下腿三頭筋　145
活血化瘀　37
カプサイシン　155
カロリー　15
カロリーコントロール　15
肝気鬱結証　35, 44
関元　71, 108

完骨　66
寒湿困脾証　51
肝兪　68, 116

き

既往歴　19
気海　71
気虚証　45
気血両虚証　39
気戸　64
気舎　65
基礎代謝　16
灸頭鍼　56
強擦法　83
侠白　61
棘下筋　138
棘上筋　138
曲池　60
去痰降濁　31

け

軽擦法　83
血瘀証　36
血虚証　45
肩外兪　69
肩甲下筋　139
肩甲挙筋　138
肩井　69, 100
肩貞　61
現病歴　19

こ

後脛骨筋　145
合谷　86
孔最　62
後揉撚　58
広背筋　138, 142
崑崙　78, 135

さ

サイズチェック　21
鎖骨下筋　138
刺手の作り方　57
三陰交　75
三角筋　138

し

指圧法　83
示指伸筋　141
志室　74, 117
膝窩筋　145

膝関節筋　143
尺側手根伸筋　140
尺側手根屈筋　140
揉捏法　83
臑会　62
小円筋　139
小胸筋　138
承筋　78, 134
症候性肥満　12
承山　79
小指伸筋　140
小殿筋　143
消毒　57
承扶　80, 133
静脈　147
小菱形筋　138
上腕三頭筋　139
上腕二頭筋　139
食事誘導性体熱産生　17
食物繊維　155
女性ホルモン　41
次髎　75, 118
人迎　64
神闕　111
深指屈筋　140
心兪　67
腎兪　74, 117
腎陽虚証　47, 52

す

錐体筋　141
水突　65
水分　70
ストレッチ　160

せ

清胃瀉火　32, 44
生活活動代謝　16
脊柱起立筋　142
関門　106
前鋸筋　138
前脛骨筋　144
浅指屈筋　140
前揉撚　57

そ

総合美容鍼灸　6
双子筋　143
総指伸筋　140
痩身トリートメント　82
創美鍼　7

162

僧帽筋　138
疏肝理気　36, 45
足底筋　145

た

ダイエット　14
大円筋　139
大横　72
大胸筋　138
太渓　77
第三腓骨筋　144
体脂肪率　10, 21
体循環　146
太衝　77
大腿筋膜張筋　143
大腿直筋　143
大腿二頭筋　144
大腿方形筋　143
大腿四頭筋　143
大腸兪　74, 117
大殿筋　143
大内転筋　144
帯脈　73
大腰筋　142
大菱形筋　138
タッピング　84
打法　84
痰湿阻滞証　30
単純性肥満　12
短橈側手根伸筋　140
短内転筋　144
弾入法　57
タンパク質　154
短腓骨筋　145
短拇指伸筋　140
胆兪　68

ち

恥骨筋　144
置鍼法　58
中脘　70, 106
中間広筋　143
肘筋　139
中殿筋　143
中府　63, 95
腸骨筋　142
長指屈筋　145
長指伸筋　144
長掌筋　140
長橈側手根伸筋　140
長内転筋　144
長腓骨筋　145
長拇指外転筋　140

長拇指屈筋　140, 145
長拇指伸筋　140, 144
腸腰筋　142

て

手五里　60
手三里　63
天枢　72, 106
天宗　62, 100
天柱　93

と

橈側手根屈筋　140
動脈　147

な

内側広筋　143
内腹斜筋　141
内閉鎖筋　143

は

肺循環　146
肺兪　67
薄筋　144
箱灸　58
抜鍼法　58
バナナ型肥満　13
半腱様筋　144
板状筋　142
半膜様筋　144

ひ

美脚　9, 75, 78, 121
美腰　9, 70, 73, 102
臂臑　61
美身鍼　5, 6
脾腎陽虚証　38, 54
美痩鍼　6, 8, 18
ビタミンB群　155
ビタミンアキュパンチャー　2
美肌鍼　6
美髪鍼　6
肥満　10
脾兪　68, 116
美容鍼灸　1, 2, 3
ヒラメ筋　145
美腕　9, 60, 63, 66, 84

ふ

風市　80, 133
風池　93
腹横筋　141
腹結　72
腹直筋　141

浮腫　49
扶突　65
プロゲステロン　41

へ

ヘルスメーター　21
便秘　40

ほ

方形回内筋　140
縫工筋　143
豊隆　76
補益気血　47

み

右大巨穴　105
ミネラル　155

む

むくみ　49
無酸素運動　158, 159

め

命門　73
メッツ値　16

も

毛細血管　147

ゆ

有酸素運動　156, 157
湧泉　130
兪府　64

よ

洋ナシ型肥満　13
腰方形筋　141
陽陵泉　77, 124

り

梨状筋　143
承山　134
梁門　71
リンゴ型肥満　13
リンパ液　148
リンパ管　148

れ

廉泉　66

ろ

労宮　88

わ

腕橈骨筋　140

索引　163

参考文献

ダイエット関連

溝尾正著、『40代からの「太らない体」のつくり方』2009、三笠書房

蒲池桂子著、女子栄養大学栄養クリニック監修、『女子栄養大学栄養クリニック　ダイエット物語』2013、メディカルトリビューン

大野誠、大野久美子著『肥満症の生活指導　行動変容のための実践ガイド』2011、医歯薬出版株式会社

荒川裕志著、『関節が柔らかくなるストレッチ＆筋トレ』2016、PHP研究所

日本ダイエット健康協会編著『ダイエット検定　1級テキスト』2009、日本ダイエット健康協会

日本ダイエット健康協会編著『ダイエット検定　2級テキスト』2009、日本ダイエット健康協会

『肥満のサイエンス（ニュートン別冊）』2014、ニュートンプレス

解剖生理学関連

廣田彰男、丸口ミサエ編集　『リンパ浮腫の理解とケア』2004、学習研究所

加藤尚志、南沢亨監修『いちばんやさしい　生理学』2015、成美堂出版

社団法人東洋療法学校協会編、河野邦雄、伊藤隆造、坂本裕和、前島徹、樋口桂著、『解剖学　第2版』2006、医歯薬出版

川島敏生著、栗山節郎監修『ぜんぶわかる　筋肉・関節の動きとしくみ事典』2012、成美堂出版

坂井建雄、橋本尚詞著、『ぜんぶわかる　人体解剖図』2015、成美堂出版

中医学関連

天津中医薬大学＋学校法人後藤学園編集責任、劉公望　兵頭明　平馬直樹　路京華監訳、学校法人後藤学園中医学研究部翻訳『針灸学　[基礎篇]　第3版』2007、東洋学術出版社

天津中医薬大学＋学校法人後藤学園編集、劉公望　兵頭明監修、兵頭明監訳、学校法人後藤学園中医学研究部翻訳『針灸学　[経穴篇]』1997、東洋学術出版社

天津中医薬大学＋学校法人後藤学園著者、兵頭明監訳、学校法人後藤学園中医学研究部翻訳『針灸学　[臨床篇]』1993、東洋学術出版社

社団法人東洋療法学校協会、日本理療科教員連盟編者、『新版　経絡経穴概論』2009、医

道の日本社

内山恵子著、『中医診断学ノート』1988、東洋学術出版

折橋梢恵、光永裕之著『新しい美容鍼灸　美身鍼』2011、フレグランスジャーナル社

折橋梢恵、光永裕之、中島かおる、阿江邦公著『新しい美容鍼灸　美髪鍼』2012、フレグランスジャーナル社

向阳　赵田雍　向云飞等編著、『针刺　美容技法图解』2008、中国医药科技出版社

余茂基編著、『经络美容』2004、江苏科学技术出版社

王富春編著、『图解针刺美容』2008、辽宁科学技术出版社

王富春編著、『图解针灸减肥』2008、辽宁科学技术出版社

栄養学関連

中嶋洋子監修、『栄養の教科書』2013、新星出版社

定真理子、山本博意著　『美肌になる栄養セラピー』2011、マイナビ

霜田幸雄著、『代謝ガイドブック』2014、技術評論社

芳賀脩光、大野秀樹、駒林隆夫、長澤純一著、『からだづくりのための栄養と運動』2011、ナップ

坂井堅太郎著、『基礎栄養学（第3版)』化学同人

マッサージ関連

教科書執筆小委員会著、社団法人 東洋療法学校協会編者、『東洋医学臨床論＜あん摩マッサージ指圧編＞』1993、医道の日本社

教科書執筆小委員会著、社団法人 東洋療法学校協会編者、『あん摩マッサージ指圧理論』1985、医道の日本社

James H.Clay、David M.Pounds 著、大谷素明監訳、『クリニカルマッサージ』2004、医道の日本社

伏見富士子著、『伏見式　経絡按摩』2004、たにぐち書店

柳谷素霊著、『あん摩マッサージ教程』1996、東洋鍼灸専門学校

町田久著、『ビタミンマッサージ』1987、現代書林

町田久著、『ビタミンEマッサージで12歳若返った！』2004、メタモル出版

エステティック関連

日本エステティック協会教育研究委員会著作・監修『標準エステティック学　理論編Ⅰ』平成11年3月10日、日本エステティック協会

あとがき

　この新しい美容鍼灸「美痩鍼」は、折橋式総合美容鍼灸シリーズの3冊目になります。鍼灸業界で美容鍼灸という新しいジャンルが誕生し、約20年の月日が経ちました。当時、高級エステティックサロンで美容鍼灸をお客様に提供してきた私としては痩身のための美容鍼灸を考案することは必然だったと思います。

　中国伝統医学には長い歴史があり、時代と共に培ってきた鍼灸の技術には人々の健康や美容に役立てられるエッセンスがたくさん存在しています。しかし、鍼と灸の技術だけにこだわりを持ち過ぎてしまうと視野が狭くなり、世の中の需要とのズレが生じてしまいます。その結果が鍼灸の年間受療率として表れているように思います。このような環境の中で、お客様に求められる美容鍼灸の登場は、鍼灸業界にとって新しい風を呼び込む役割を果たしてきたと感じています。また鍼灸学校の設立規制緩和に伴い鍼灸学校への入学が以前よりも容易になりました。その結果、他業種の専門家がダブルライセンスとして、はり師・きゅう師の資格を取得するケースが多く見られます。そのため今後の美容鍼灸は、美顔のみの美容鍼灸のような単体の技術としてではなく、様々な知識や手技を組み合わせた技術として提案されていくことが予測されます。美痩鍼は、「美しく痩せたい」、「健康的に痩せたい」、「今の体型をキープしたい」方などを対象に、どのように鍼灸治療や手技療法を提案すれば良いのかをまとめた技術書です。これからの時代を担う美容鍼灸師たちにとって、今回の折橋式美容鍼灸「美痩鍼」が美顔以外の美容鍼灸を考える一つの指針になれば大変嬉しく思います。

　本書の再出版としての機会を与えて下さり、とても素敵な書籍に仕上げて下さったユイビ書房の戸田由紀氏には心より深謝します。

　そして折橋式美容鍼灸シリーズの出版の際にいつもご協力下さるカメラマンの田原直さん、イラストを書いて下さる春野ほたるさん、モデルの吉田小百合さん、私の美容鍼灸の恩師であり、美容鍼灸師への道を歩むきっかけを与えて下さった今は亡き町田久先生、そして私の美容鍼灸の活動を支えてくれる美真会の会員の皆さんに心よりお礼を申し上げます。

　この書籍には、様々な想いが込められています。鍼灸師だけでなく、美容業界、リラクセーション業界の関係者の皆さまが美容鍼灸を通じて中医学や鍼灸に関心をお持ち頂けたら幸いに存じます。

2025年1月

折橋梢恵
光永裕之

【著者プロフィール】

折橋 梢恵（おりはし・こずえ）

美容鍼灸師 鍼灸教員資格 AJESTHE認定上級エステティシャン 日本化粧検定協会コスメコンシェルジュインストラクター 日本フェムテック協会認定フェムテックエキスパート JYIA ヨガインストラクター 花押作家 調理師免許 薬膳アドバイザー アロマテラピー検定1級

白金鍼灸 SalonFium 代表 （一社）美容鍼灸技能教育研究協会 代表理事 （芸能プロダクション）YS company 文化人芸能人部門 所属 （一社）全日本鍼灸学会 会員 （一社）日本エステティック協会 会員 （一社）日本化粧品検定協会 会員 （一社）日本花押協会 会員 美容鍼灸の会美真会 会長 ビートゥルースアカデミー 学院長 日本医専、神奈川衛生学園専門学校 非常勤講師

大学在学中に中国に留学し鍼灸と出会う。帰国後、大学の卒業と共に鍼灸学校に入学し、三年後に鍼灸師の資格を取得。さらに東京衛生学園専門学校に進学し教員資格を取得。その後、（故）町田久氏を師事し、美容鍼灸や分子栄養学について学ぶ。またエステティシャンの資格を取得し、藤井峯子氏に師事する。これらの経験を元に鍼灸に美容の要素を融合した折橋式総合美容鍼灸を確立する。美容鍼灸フェスタ主宰、安全刺鍼講習会講師、ビューティーワールドジャパン 2016/2023/2024 のメインステージ演者に選ばれるなど女性の「美容」「健康」「ライフステージ」を軸に幅広い分野で活躍している。

光永 裕之（みつなが・ひろゆき）

鍼灸按摩師 鍼灸按摩マッサージ指圧師教員資格

東洋鍼灸専門学校卒業 東京衛生学園専門学校卒業、サイバー大学卒業 （一社）美容鍼灸技能教育研究協会 理事 美容鍼灸の会美真会 副会長 （一社）全日本鍼灸学会 会員 （一社）日本顔学会 会員

経絡按摩、指圧、オイルマッサージ、ビタミンマッサージ、認定フェイシャルエステティシャン、整体、カイロプラクティック、リフレクソロジー、タイマッサージ、リンパドレナージュ、フスフレーガーなど10種類以上の手技療法を習得。マッサージやトリートメントなどの技術コンサルタントや美容鍼灸の技術開発にも携わる。今まで携わった企画やセミナーの回数は500回を超える。

美容鍼灸の会「美真会」
https://www.bishinkai.com/

Kozue Orihashi
Instagram

『新しい美容鍼灸 美痩鍼』は、2016 年 7 月にフレグランスジャーナル社から発行され、読者の皆様に長く親しまれてきました。本書は著者の許諾を得て、2019 年 4 月の第 1 版第 2 刷を基準として再販する運びとなりました。本書そして紙の本がこれからも学び続ける読者の一助となるよう尽力してまいります。　ユイビ書房

本文イラスト：春野ほたる

モデル：　吉田 小百合

カメラマン：田原　直

協力者：久保田 浩彰　志字 良太

表紙デザイン：尾崎 哲夫 (OZ デザイン)

新しい美容鍼灸 美痩鍼 ［再販］

2016 年　7 月　20 日　初版 発行

2025 年　4 月　15 日　第 1 版 第 3 刷 発行

著　者　　折橋 梢恵・光永 裕之

発行者　　戸田 由紀

発行所　　（同）ユイビ書房

　　　　　〒 115-0045 東京都北区赤羽 3-3-3 ドミール赤羽

　　　　　info@yuibibooks.com 090-2145-4264

印刷・製本大村紙業株式会社

★ 乱丁、落丁はおとりかえいたします。　但し、古書店で本書を購入されている
　場合はおとりかえできません。

★本書を無断で複写・複製・転載することを禁じます。

★お問い合わせはお手数ですがご住所、氏名、電話番号を明記の上、 メールにて
　内容をお送りください。

© 2025　K. Orihashi, H. Mitsunaga

ISBN 978-4-911309-04-9